Aniket Shilwant

Um análogo de Jatharagni e Psyche na linguagem ayurvédica e moderna

Aniket Shilwant

Um análogo de Jatharagni e Psyche na linguagem ayurvédica e moderna

ScienciaScripts

Imprint
Any brand names and product names mentioned in this book are subject to trademark, brand or patent protection and are trademarks or registered trademarks of their respective holders. The use of brand names, product names, common names, trade names, product descriptions etc. even without a particular marking in this work is in no way to be construed to mean that such names may be regarded as unrestricted in respect of trademark and brand protection legislation and could thus be used by anyone.

Cover image: www.ingimage.com

This book is a translation from the original published under ISBN 978-3-659-85455-2.

Publisher:
Sciencia Scripts
is a trademark of
Dodo Books Indian Ocean Ltd. and OmniScriptum S.R.L publishing group

120 High Road, East Finchley, London, N2 9ED, United Kingdom
Str. Armeneasca 28/1, office 1, Chisinau MD-2012, Republic of Moldova, Europe
Printed at: see last page
ISBN: 978-620-8-35270-7

Índice:

CONCEITO DE AGNI

CAPÍTULO 1

INTRODUÇÃO

O objetivo da Ayurveda é salvaguardar o estado saudável de Panchabhautika Sharira e Mana e também curar os doentes. O objetivo da Ayurveda é salvaguardar o estado saudável de Panchabhautika Sharira e Mana e também curar os doentes. Swasthya, segundo a Ayurveda, é definido como

समदोषः समाग्निश्चसमधातुमलक्रियः । प्रसन्नात्मेन्द्रियमनः स्वस्थइत्यभिधीयते ॥ सु.सू.१५/४८

A sequência dos componentes essenciais do Sharira é mencionada no shloka acima. Os principais factores fisiológicos que provocam as actividades essenciais do corpo são os três humores, nomeadamente os doshas (Vata, Pitta e Kapha). Estes trabalham ao nível de sete tecidos (Dhatus) e os subprodutos são dois componentes - o primeiro é útil (Sara) e o outro é um produto residual (Mala). Mas o funcionamento dos doshas dentro de Sharira está intimamente associado a um fator que é altamente responsável pela transformação, transmutação, conversão e calor também; este não é nada mais do que Agni. Assim, na sequência de dosha-dhatu e mala, agni é mencionado em segundo lugar, logo a seguir a dosha, explorando a sua importância. Além disso, depois do dosha, agni, o próximo componente importante e essencial para a integridade da saúde, é o bem-estar mental e espiritual de um indivíduo, que é elucidado na Ayurveda como Prasanna mana. Isto significa que o Agni e o Mana têm igual importância para manter a Swasthya (saúde).

A teoria da origem, segundo a Ayurveda, é diferente das outras que são postuladas até hoje. A ciência ayurvédica aceita a origem da vida a partir de coisas inexistentes anteriormente (Avyakta) até às coisas que existem atualmente (Vyakta), que passa obviamente por uma série de fases intermédias. Também é aceite que a génese desta vida no universo está sujeita à presença de algumas condições e situações óptimas.

Para ser mais específico, aceita-se que a origem do universo seja desenvolvida pela fusão de prakriti e purusha. Esta prakriti é então capaz de se multiplicar e emergir num novo resultado. Isto é regido por três factores exponenciais com um profundo valor psicológico, nomeadamente Triguna: Sattva, Rajas e Tamas. O primeiro, sattva, é responsável pela criação ou génese de uma coisa nova, que é apoiada, promovida e motivada pelo segundo, rajas. O último tamas é indicativo de inércia e estabilidade.

A Ayurveda acredita no princípio de que somos um microcosmo do macrocosmo (universo). De acordo com - पुरुषोऽयंलोकसंमितः च.शा.५/३ viz. todas as estruturas do universo assemelha-se à própria estrutura de Sharira. Tal como Agni é visto no fogo inflamado, no calor e na luz do universo, fontes semelhantes, embora muito atómicas e invisíveis, estão presentes no interior de Sharira. Esta fonte de Agni localizada dentro de Sharira na região de Grahani é chamada de Jatharagni. Mesmo que este Jatharagni não seja visível, também Pachana (digestão), Dahana (reacções de oxidação-redução), Shoshana (absorção) e outros Agnikarmas são transportados por ele, o que mostra a sua presença vital dentro do Sharira.

Para a criação, crescimento, desenvolvimento e proteção do Sharira é necessário ser alimentado de tempos a tempos por Panchabhautika, Chaturvidha Ahara (Alimento). Como o Sharira é composto por Doshas, Dhatus e Malas, é totalmente dependente de Ahara.

दोषधातुमलमूलं हि शरीरम् । सु.सू.१५/३

आहारसम्भवः शरीरः च.सू.२८/४१

O ahara ingerido precisa de ser convertido, transformado para se tornar assimilável, homólogo aos tecidos do corpo, para que possa ser facilmente aceite.

Isto é feito pela fonte de Agni dentro dos meios de Sharira - Jatharagni. Este Jatharagni transporta a Pachana de Ahara que, em última análise, é responsável por fornecer a Poshana (nutrição) de Sharira e Mana também. Tal como Sharira, a nutrição de Mana também depende de Ahara.

अन्नमयं हिसौम्यमनः । छांदोग्योपनिषद ६/५/४

Os clássicos da Ayurveda revelam que este Ahara é o único responsável pela formação de Sharira e também de Mana.

अन्नं अशितं त्रेधाविधीयते ।.... योः निष्ठः तन्मनः भवति । छांदोग्योपनिषद ६/५/१

अन्न वा अस्यसर्वस्ययोनिः । अन्नाद् भूतानामुत्पत्ती :। तैतरीयोपनिषद ६/१४

Depois de uma Pachana de Ahara adequada por Jatharagni, o saraansha formado alimenta o Sharira e o Mana.

अग्निरेव शरीरेपित्तान्तर्गतः कुपिताकुपितः शुभाशुभानि करोति । तद्यथा पक्तिम-पक्तिं, दर्शनमदर्शनं, मात्रामात्रत्वमूष्मणः, प्रकृति-विकृति वर्णौ, शौर्यं-भयं, क्रोधं-हर्षं, मोहं-प्रसादं इत्येवमादीनि चापराणि व्दंव्दानि इति । च.सु.१२/११

Este Jatharagni, juntamente com Pitta, exerce efeitos físicos e psicológicos, benéficos ou não, em estados viciados ou não viciados, respetivamente. Estas funções são realizadas pelo Ushma (Calor) produzido por Pachaka Pitta. Este Ushma melhora o Jatharagni para desempenhar as suas funções naturais, incluindo Sharirik, tais como Pachana-Apachana, Darshana-Adarshana, regulação do calor, compleição normal do Sharira; e Manasbhavas tais como Shourya (bravura), Bhaya (medo), Krodha (raiva), Harsha (prazer) e Prasad (alegria). Tudo isto depende do funcionamento normal do Jatharagni.

Este Jatharagni é influenciado pelos Sharira Doshas. Qualquer alteração nos Doshas pode refletir as alterações no Jatharagni. Por exemplo, a predominância de Vata leva a Vishamagni (actividades digestivas irregulares), a predominância de Pitta leva a Tikshnagni (actividades digestivas fortes), a predominância de Kapha leva a Mandagni (actividades digestivas fracas) e a predominância de Doshas bem equilibradas e mantidas leva a Samagni (actividades digestivas regulares). Também se vê que este Jatharagni se entrega rotineiramente a estes Doshas reflectindo diferentes Manasbhavas. Por exemplo, num estado de ansiedade, preocupação, medo, há uma digestão incorrecta de Ahara que conduz à obstipação; num estado de raiva, há uma produção elevada de enzimas, intestinos irritáveis, etc.

Isto mostra o impacto dos Manasbhavas no Jatharagni. Dependendo do desequilíbrio Doshik observado através do estado de Jatharagni, estes Doshas reflectem a sua presença sob a forma de Sharirik e Mansik Lakshanas, que podem ser positivos ou negativos.

No seu quotidiano, o ser humano tem de superar muitas coisas para sobreviver neste mundo tão competitivo. Entretanto, o homem tem de passar por muito stress e tensão mental. Tudo isto pode afetar o ser humano a nível físico e psicológico através do desenvolvimento de pensamentos e emoções. As emoções são as expressões poderosas bem organizadas em pensamentos e acções e são indispensáveis para o raciocínio e a racionalidade. Assim, para uma sobrevivência bem sucedida neste mundo competitivo, é necessário promover a saúde mental e o equilíbrio emocional e o combustível que mantém o corpo e a mente nutridos e florescentes tem de ser corretamente assimilado dentro do corpo pelo Agni.

Numa situação particular ou num acontecimento relacionado com o ser humano, o que se segue é o desenvolvimento de crenças, pensamentos sobre esse acontecimento e só depois o homem corresponde a esse acontecimento. A parte em que certas crenças são desenvolvidas pelos seres humanos, que podem ser racionais ou irracionais, está relacionada com os acontecimentos do dia a dia. Assim, neste estudo, considera-se que as crenças racionais dos seres humanos em relação à sociedade indicam o seu bem-estar espiritual. Tudo isto é amplamente estudado sob a entidade Mana na Ayurveda, onde Manasbhavas (pensamentos, emoções) são percepcionados ou sentidos. Irsha, Bhaya, Krodha, Shoka, Abhiman, Harsha são diferentes tonalidades de emoções.

Assim, tendo em conta este facto, o autor sente-se motivado a explorar mais a relação entre agni e manas bhava. Espero que isto possa dar uma plataforma a uma sociedade para assegurar a capacidade digestiva de um indivíduo que tem um impacto de diferentes tonalidades de emoções sobre ele.

ETIMOLOGIA E NOMENCLATURA DE AGNI

DERIVAÇÃO ETIMOLÓGICA

अङ्ग.ति उर्ध्वम् गच्छति अग्नि–नि न लोपः।

उभौ अपि उर्ध्वज्वलन स्वभावौ । वाचस्पत्यम्

Agni é derivado de anga ou aga Dhatu.

SINÓNIMO

अग्निः वैश्वानरः वन्हिः वितिहोत्रः धनञ्जयः कृपीटयोनि; ज्वलनः जातवेदाः तनूनपात् बर्हि शुब्भा कृष्णवर्त्मा शोचिष्केशः उपर्बुध; आश्रयाशः बृहदभानुः कृशानुः पावकः अनलः रोहिताश्व वायुसरवः शिखीवान् आशुशुक्षणि हिरण्यरेताः हुतभुक् दहनः हव्यवाहनः सप्तार्चिः दमुनाः शुक्रः चित्रभानुः विभावसुः शुचिः अप्पितम् इति अग्नेः । अमरकोश प्रथम कांड स्वरवर्ग

a) **Agni -** o que está sempre a subir em termos de direção
b) **Antaragni -** O que está presente no interior do corpo
c) **Vahni -** O que tem chamas e se queima
d) **Paktru -** O responsável pela digestão
e) **Ushma, Dehoshma -** Que é capaz de gerar calor mesmo a partir de partículas minúsculas do corpo. Assim, é responsável pela indicação da temperatura corporal específica
f) **Jyotis, Archis -** O que tem chamas
g) **Vaishvanara -** Aquele que regula e governa todo o universo
h) **Tanunapata -** Aquele que não permite que o corpo se deteriore
i) **Shuchi -** O que é santo e puro
j) **Amivachatana -** Aquele que é responsável pela destruição de uma doença, tornando-a livre de doenças
k) **Damunasa -** Agni que torna livre a doença
l) **Sarvapaka -** O responsável pelo metabolismo

VISÃO HISTÓRICA DO AGNI

AGNI NA LITERATURA VÉDICA

O próprio termo Agni denota uma direção ascendente por natureza. Agni tem sido considerado como uma pequena parte entre os Ashta Prakruti. A sua forma minúscula é chamada de Rupatanmatra. Assim, considera-se que Agni existe no seu estado atómico. No passado, este Agni foi dividido em quatro subtipos para conhecer a sua natureza.

1) Divyagni
2) Bhoumyagni
3) Aakaraja
4) Aaudaryagni

1) Divyagni-

Esta forma de Agni existe na natureza e no universo livremente. Os relâmpagos que se vêem do sol, da lua, das estrelas, os trovões, etc. estão incluídos nela.

2) Bhoumyagni -

Este tipo de Agni existe na superfície da terra sob a forma de várias chamas. É responsável por Dahana, Pachana e Dravashoshana. Este tipo de Agni é responsável pelo crescimento e desenvolvimento do reino vegetal na terra.

3) Aakaraja -

Esta forma de Agni está presente no núcleo da terra com muitos minérios e o calor produzido por eles. Inclui minerais como o ouro, a prata, o cobre, o enxofre, os compostos de arsénico e também pedras preciosas como o rubi, o coral, o topázio, o diamante, etc.

4) **Aaudaryagni -**

Esta forma de Agni está presente no interior do corpo de cada organismo vivo. É responsável pela digestão (Pachana) dos alimentos consumidos pelo organismo vivo.

AGNI DA AYURVEDA

Do ponto de vista do tratamento na Ayurveda, o Agni presente no interior do Panchabhautika Sharira está maioritariamente concentrado. O Agni presente no interior do Sharira é ainda classificado em vários tipos, numa base diferente. De entre estes, o Jatharagni é o principal de todos os tipos de Agnis.

De acordo com a declaração - पुरुषोऽयंलोकसंमित: च.शा.५/३, o Agni presente no interior do O Sharira é mais ou menos igual ao que está presente no universo. A sede principal de Agni presente dentro do Sharira é Udara e este tipo de Agni é chamado de Jatharagni ou Dehagni ou Kayagni ou Pachakagni. Este pachakagni não mostra as chamas e fumos praticamente como tal vistos do Agni fora do Sharira no universo; mas também executa as funções de Dahana (combustão), Pachana (digestão), Dravashoshana (absorção) etc. Diz-se que este Jatharagni (Kayagni) é responsável pelo bem-estar saudável e também pela longevidade da vida, no seu estado de equilíbrio. Diz-se também que é a única razão para causar doenças e que a sua ausência total dentro do Sharira leva à morte.

शान्तेऽग्नौ म्रियते युक्ते चिरं जिवत्यनामय: । रोगी स्याद् विकृतेर्मूलं अग्नि: तस्मान्निरुच्यते ॥ च.चि.१५/४

पित्तान्तर्गत इति वचनेन शरीरे ज्वालादियुतवन्हिनिषेदेन पित्तोष्म रुपस्य वन्हे: सद्भावं दर्शयति ॥

च.सु. १२/११- चक्रपाणि

No Sharira Kriya Vidnyan Ayurvédico, este Jatharagni na sua forma completa é explicado em termos de Pittoshma por Charakadi, vários autores e comentadores. Também é entendido como Pittoshma-Pitta como uma substância material e o calor produzido por esta e também a combinação de ambos.

Diz-se que Agni é a substância material (Dravya) na Ayurveda. Isto é verdade porque possui Ushna, Tikshna Guna (propriedades) juntamente com ele. Por isso, Acharya Charaka afirmou que Agni é um Karta de todos os Shubha-Ashubha Karma dentro e fora do Sharira. Assim, diz-se que Agni é a substância material (Dravya) mesmo depois de existir no seu estado atómico.

CLASSIFICAÇÃO DO AGNI

एवं पञ्चभौतिक अग्न्य एते, एक उदराग्नि:, सप्त च धात्वग्नयो वक्ष्यमाणा:, इति त्रयोदशाग्न्य: ।

अ.हृ.शा.3/60 वर अरुणदत्त

Segundo a Ayurveda, Agni em Panchabhautik Deha é de 13 tipos diferentes

1. Panchabhautikagni-05
2. Dhatvagni-07
3. Jatharagni-01

Panchabhautikagni-

Tudo neste universo é constituído por Panchamahabhutas. De acordo com a Ayurveda e a filosofia antiga, cada substância, apesar de ser constituída por Panchamahabhutas, tem uma parte maior de um desses Panchamahabhutas. Assim, o Agni presente em cada Padartha tem, por si só, cinco tipos de Agni sob a forma de Bhautikagni.

a) Parthivagni
b) Aapyagni
c) Tejasagni
d) Vayavagni
e) Nabhasagni

भौमाप्याग्नेयवायव्याः पञ्चोष्माणः सनाभसाः । पञ्चाहारगुणान्स्वान्स्वान्पार्थिवादीन्पचन्ति हि ॥ च.वि.१५/१३

भौमादयः पञ्चोष्माणः पार्थिवादिद्रव्यव्यवस्थिता जाठराग्नि सन्धुक्षितबला अन्तरियं द्रव्यं पचन्तः स्वान् स्वान् पार्थिवादिन् पूर्वपार्थिवगन्धत्वादय विलक्षणान् गुणान् निर्वर्तयन्ति । जाठरेणाग्निना पूर्वं कृते संघात भेदे पश्चाद् भुताग्नयः पञ्च स्वं स्वं द्रव्यं पचन्ति । चक्रपाणि

À medida que o Purusha consome Ahara e entra no Sharira, ele é primeiramente actuado por Jatharagni formando Ahararasa. Este é então actuado por Bhautikagni e os respectivos elementos Panchabhautik são transferidos para vários Avayavas do Sharira depois de serem atravessados por Pittadharakala com a ajuda de Samana Vayu. Este é o início da mudança de Guna, Rasa de cada elemento atómico do Panchamahabhuta.

Dhatvagni-

यथास्वेनोष्मणापाकं शारियान्ति धातवः । स्त्रोतसां च यथा स्वेन धातुः पुष्यति धातुतः ॥ च.चि.८/३९

स्वस्थानस्थस्य कायाग्नेरंशा धातुषु संश्रिताः । तेषां सादातिदीप्तिभ्याम् धातुवृद्धिर्क्षयो भवेत् ॥

अ.हृ.सु.११/३४

O Ahararasa, depois de ser formado pela ação do Jatharagni no Ahara que é consumido, é convertido em Rasa Dhatu dentro do corpo. Depois disso, os sete Dhatus dentro do corpo são nutridos pelo seu respetivo fator de nutrição fornecido pelo Rasa Dhatu e propagam-se por todo o corpo. Cada Dhatu é sobre-agido pelo seu respetivo Agni de Dhatu de modo a tornar o fator particular permissível e aceitável de acordo com a respectiva constituição do Dhatu. Isto é Dhatvagni, através do qual o respetivo fator de nutrição é absorvido e, assim, é nutrido.

Assim, o Vriddhi-Kshaya dos Dhatus depende apenas dos Dhatvagnis. Depois de serem adequadamente fornecidos pelo Ahara com qualidades semelhantes aos Dhatu, então também os Dhatus não são adequadamente desenvolvidos. Isto significa que existe um defeito relacionado com o respetivo Dhatvagni. Assim, para a nutrição correta de Dhatu, é necessário fazer Dhatvagni Parikshana.

Jatharagni-

अन्नस्य पक्ता सर्वेषां पक्तृणामधिको मतः । नन्मूलास्ते हि तद् वृद्धिक्षयवृद्धिक्षयात्मकाः ॥ च.चि.१५/३९

जाठरो भगवानाग्निः ईश्वरोऽन्नस्यपाचकः । सौक्ष्म्यात् रसानाददानो विवेक्तुं नैव शक्यते ॥ सु.सू.३५/२७

तत्र जाठराग्निः सर्वान् एव आहार-रस-मल विपाकान् पचति,भौमादयः तु अग्नयः स्वान् स्वान् गुणान् जनयन्ति उक्तं च जाठराग्निना पूर्वं कृते संघात्भेदे पश्चात् भूताग्नयः पंच स्वं स्वं द्रव्यं पचन्ति इति । अयं च भूताग्निव्यापारो धातुष्वपि अस्ति,यतो धातुष्वपि पंचभूतानि सन्ति । च.चि.१५/१३ -चक्रपाणि

स खलु विधिवत् अभ्यवहृतं अन्नजातं प्राणेन वायुना कोष्ठं आकृष्टं द्रवैः भिन्नसंघात स्नेहेन मृदुकृतं

अभिसंधुक्षितः समानेन आमाशयस्थः स्थालिस्थं इव अम्बुतण्डुलं अग्निः अन्तराग्निः पचति ॥

अ.सं शा.६/५७

De todos estes Agnis presentes no interior do Panchabhautik Sharira, o Jatharagni é o principal e o Ahara Pachana depende totalmente dele. Depois do Ahara Pachana correto do Ahara ingerido, forma-se Aharharasa que é responsável pelo Vriddhi Kshaya de todos os Sharira Bhavas. Isto é realizado completamente apenas pelo Jatharagni. Jatharagni está presente em muito Sukshma Swaroopa que é invisível para nós mas é compreendido pelo seu Karma. A origem e desenvolvimento do Panchabhautik Sharira é totalmente dependente do próprio Jatharagni. Por isso, também é chamado de-Bhagwan, Ishwar (Deus Todo-Poderoso). Após a ingestão de Panchabhautik, Shadrasatmaka, Chaturvidha Ahara, este é primeiramente actuado por Jatharagni resultando em Aharharasa que é actuado por Panchabhautikagnis. Este analisa então o Aharharasa e actua sobre ele. Depois disso, este Rasa altamente nutritivo é circulado e fornecido através do Sharira, onde é actuado pelos respectivos Dhatvagnis. Desta forma, o desenvolvimento adequado do Panchabhautik Sharira e dos Dhatus é levado a cabo com a sua influência na longevidade da vida.

प्राणापानसमानैस्तु सर्वतः पवनैस्त्रिभिः । ध्मायते पाल्यते चऽपि स्वां स्वां गतिमवस्थितैः ॥सु.सू.३५/२८

O Jatharagni é principalmente controlado por Prana, Vyana e Samana Vayu. O Prana e o Vyana Vayu ajudam a aumentar o poder do Jatharagni, enquanto o Samana Vayu o mantém no interior do Sharira e o utiliza no momento oportuno.

Portanto, a condição de Jatharagni deve ser adequada e cuidadosamente mantida porque a vida e a força de um Purusha dependem totalmente dela.

IMPORTÂNCIA DO JATHARAGNI

जाठरो भगवानग्निरीश्वरोऽन्नस्य पाचकः। सौक्ष्म्याद्रसानाददानो विवेक्तुं नैव शक्यते॥ सु. सू. ३५/२७

De todos os Agnis de Sharira, Jatharagni é o principal de todos. Lidera a função principal de Pachana de Chaturvidha ingerido, Panchabhautik Ahara. Jatharagni, sendo muito Sukshma em Swaroopa, é conhecido pelo seu Karya de Pachana Prakriya. O Vrudhhi e o Kshaya do Panchabhautik Sharira dependem totalmente de Jatharagni. Devido a este papel vital de Jatharagni em Sharira, também é chamado de Bhagwana ou Ishwara.

अहं वैश्वानरो भूत्वा प्राणिनां देहमाश्रितः ।

प्राणापानसमायुक्तः पचाम्यन्नं चतुर्विधम् ॥ श्रीमद्भगवदगीता १५/ १४

Todos os animais e o seu crescimento e desenvolvimento de Sharira dependem apenas de Jatharagni que está situado em Udara. Ele também é chamado de Vaishvanara. Este Jatharagni, juntamente com o Prana, Apana e Samana Vayu, completa o Pachana Prakriya de Chaturvidha Ahara.

अन्नस्य पक्ता सर्वेषां पक्तृणामधिपोमतः। तन्मूलास्ते हि तद वृद्धिक्षय वृद्धिक्षयात्मकाः॥

तस्मातं विधिवद् युक्तैरन्नपानेन्धनैर्हितैः । पालयेत् प्रयतस्तस्य स्थितौ ह्यायुर्बलस्थिती: ॥ च.चि.१५/३९,४०

De todos os treze Agnis no Sharira, o Pachana do Ahara ingerido é a função de Jatharagni. Os outros Agnis dentro de Sharira dependem deste Agni principal, Jatharagni, para as suas respectivas funções. Jatharagni fornece Bala aos outros Agnis. O Vrudhhi e o Kshaya de Jatharagni conduzem ao Vrudhhi e ao Kshaya dos outros Agnis meios de Dhatvagnis e Panchabhautikagnis.

Assim, é mencionado nos clássicos ayurvédicos, sob o título de Aharavidhividhana, que o Hitkara, tipo equilibrado de Ahara, actua como combustível para este Jatharagni. Também se diz que a ingestão deste Ahara sob a forma de combustível numa condição adequada e equilibrada é necessária para manter o Jatharagni aceso de modo a desempenhar as suas respectivas funções. É necessário salvar e proteger o Jatharagni do esgotamento que, em última análise, conduz a diferentes Vyadhis e até à morte.

यदन्नं देहधात्वोजोबलवर्णादिपोषकम् । तत्राग्निर्हेतुराहारान्न ह्यपक्वाद् रसादयः ॥ च.चि.१५/५

Para a Utpatti (criação), Sthiti (manutenção, desenvolvimento), Samrakshana (proteção) de Panchabhautik Deha é necessário que o Ahara ingerido sob a forma de combustível seja convertido em unidades elementares minúsculas compatíveis com o Panchabhautik Sharira. Em suma, ele deve ser transformado em Sharira Satmya. Esta conversão é impossível sem o Agni Sanskar sobre ela. Assim, esta função de Upbrumhana de Deha é efectuada por Jatharagni através de Pachana Prakriya.

O Ahara ingerido sob a forma de combustível para o Jatharagni após o Pachana Prakriya leva ao Utpatti e Poshana dos Dhatus, Oja como Sara de todos os Dhatus, Sharirik e Mansik Bala, pigmentação do Panchabhautik Sharira. Se alguma vez houver falha de Jatharagni nas suas funções vitais, pode levar à morte.

समप्रकोपौ दोषाणां सर्वेषामग्निसंश्रितौ । तस्मादग्निं सदा रक्षेन्निदानानि च वर्जयेत् ॥ च.चि.५/१३६

अग्न्यादि समतया एव दोषाः समाः लक्ष्यन्ते । चक्रपाणि

Acharya Charaka também afirmou que o Samyavastha de todos os Doshas e o Vrudhhi e Kshaya significa Vikrutavastha dos Doshas dependem apenas de Jatharagni. Por isso, diz-se que este Jatharagni deve ser salvo e protegido de ser viciado em qualquer estado. Assim, os factores que levam à viciação do Jatharagni devem ser evitados.

आयुर्वर्णो बलं स्वास्थमुत्साहोपचयौ प्रभा ओजस्तेजोऽग्नयः प्राणाश्चोक्ता देहग्निहेतुकाः। च.चि.१५/३

Ayu significa o Samyog de Sharira, Indriya, Satva, Atma; Gour Shyamadi Varna; ambos os tipos de Bala significam Sharirik e Mansik; Prakrut Avastha de Dosha, Dhatu, Mala, Indriya significa Swastha; Sharirik e Mansik Harsha significa Utsaha; Deha Upchaya que é o resultado final das actividades metabólicas realizadas em Sharira na presença de Agnis; lustre; Sara de todos os Dhatus significa Oja; potencial ativo de Sharira significa Virya; todos estes factores dependem apenas de Jatharagni.

Juntamente com os outros Agnis presentes no Sharira (Dhatvagnis, Panchabhautikagnis); Prana significa Prana, Apana, Vyana, Samana, Udana todos os tipos de Vayu; todos eles dependem apenas de Jatharagni. O Prakrut Karya de Dehavayas, Poshana (nutrição), Vikas (desenvolvimento), Upchaya (anabolismo), Apachaya (catabolismo), Varna Utpatti (pigmentação) todo este Karma depende apenas de Jatharagni.

शान्तेऽग्नौ म्रियते युक्ते चिरं जिवत्यनामयः। रोगी स्थद्विकृते मूलमग्निस्तस्मान्निरुच्यत्ये ॥ च.चि.१५/४

Jatharagni só é responsável por Vardhana, Yapana, Poshana de Panchabhautik Deha. É também responsável por Ayu, Bala, Swasthya, Utsaha, Prabha e Oja normais, enquanto qualquer deficiência no Prakrut Karya de Jatharagni conduz à morte. O Prakrut Karya de Jatharagni conduz a Swasthya (saúde), Dirghayu (longevidade da vida). Os Sharira Doshas são responsáveis por manter o Jatharagni no seu Prakrutawastha. Qualquer alteração dos três Sharira Doshas Vata, Pitta e Kapha conduz a Vikrutawastha do Jatharagni. A predominância de Vata leva a Vishamagni (irregular), a predominância de Pitta leva a Tikshnagni (forte), a predominância de Kapha leva a Mandagni (fraco). O equilíbrio e a Samawastha dos Doshas conduzem a Samagni (regular) que conduz a Yapana, Vardhana, Poshana de Deha.

Capítulo 2

FORMAS DE JATHARAGNI DE ACORDO COM O DOSHA

Jatharagni, sendo o principal de todos os Agnis, existe em quatro estados diferentes em Panchabhautik Sharira, de acordo com os meios Dosha Bhedas

1. Samagni
2. Vishamagni
3. Tikshnagni
4. Mandagni

Se a Prakriti de um indivíduo tem predominância Vata, então o seu tipo de Agni seria Vishamagni que predispõe Vata Vikaras. O mesmo no caso de Pitta Prakriti é Tikshnagni que predispõe Pitta Vikaras. Do mesmo modo, no caso de Kapha Prakriti, o tipo de Agni é Mandagni, que predispõe a Kaphaj Vikaras no futuro. Enquanto os indivíduos que têm os três Doshas num estado de equilíbrio, o tipo de Agni presente é Samagni. Este indivíduo será então resistente às doenças.

1) SAMAGNI

यो यथाकालमुपयुक्तमन्नं सम्यक् पचति । सु.सू.३५/२४

समाग्निः श्रेष्ठ उच्यते । मा.नि.

समस्तु खलु अपचारतो विकृतिमापद्यतेऽनपचारस्तु प्रकृतौ अवतिष्ठते ॥ च.वि.६/१२

समस्य हि प्राधान्य निर्विकारत्वेन एव सुव्यवस्थितम् । चक्रपाणि

Samagni é um estado de Agni, capaz de digerir corretamente a alimentação normal. Como aqui os Tridoshas permanecem num estado de equilíbrio metabólico. Torna-se vulnerável, Vikruta em Apachara Sevan. Também este tipo de Agni é superior, pois é responsável por Nirvikarita.

2) VISHAMAGNI

समलक्षणविपरितलक्षणस्तु विषम इति । च.वि.६/१२

कदाचित् विषमेऽपि अपचारादिभिः न विक्रियते । चक्रपाणि

य कदाचित सम्यक पचति,कदाचित् आध्मानशुलोदावर्तातिसार

जठरगौरवान्त्रकूजनप्रवाहणानि कृत्वा पचति । विषमो वातेन । सु.सू.३५/२४

O Vishamagni deve-se à influência do Vata dosha e é irregular. Por vezes, digere corretamente e, por vezes, de forma incorrecta. Isto pode levar a situações como Adhamana (distensão abdominal), Shula (dor de cólica), Atisara (enterite), Antrakujana (supuração), Pravahika (disenteria).

3) TIKSHNAGNI

तिक्ष्णोऽग्निः सर्वापचारसहः । च.वि.६/१२

यः प्रभूतमपि उपयुक्तमन्नं आशु पचति । तिक्ष्णः पित्तेन् सु.सू.३५/२४

Este tipo de Jatharagni é mais animado e forte. Digere facilmente até uma refeição muito dura num período de tempo muito curto. Provoca uma fome voraz chamada Aatyagni ou Bhasmaka. Após a digestão, produz Gala shosha, Daha; Talu e Oshta shosha e Santapa.

4) MANDAGNI

तद् विपरीतलक्षणस्तु मन्दः । च.वि.६/१२

स्वल्पापचारमपि यो न सहते स मन्दः । चक्रपाणि

यः तु अल्पमपि उप्युक्तं उदरशिरोगौरवकासश्वासप्रसेकच्छर्दिगात्रसदनानि

कृत्वा महता कालेन पचति । मन्दः श्लेष्मणा । सु.सू.३५/२४

Este tipo de Agni é incapaz de digerir e metabolizar corretamente mesmo uma pequena quantidade de Ahara. Isto leva a Gauravta (peso no abdómen), Shirogaurav, Kasa (tosse), Shwasa (dispneia), Chardi (vómitos), Gatrasadana (fraqueza).

रोगाः सर्वेऽपि मन्देऽग्नौ । अ.हृ.नि.१२/३

Diz-se que esta forma particular de Jatharagni é a causa básica e raiz de todos os Rogas e Vyadhis.

Todos os tipos de Agnis acima referidos podem ser classificados do seguinte modo

N.º Sr.	Tipo de Jatharagni	Apachara sahatva	Annapachana kala	Predominância de Dosha	Vyadhi hetu
01	Samagni	Não	4 Yama	Tridoshaj	Não
02	Vishamagni	Por vezes	Irregular	Vata	Por vezes
03	Tikshnagni	Sim	<4 Yama	Pitta	Não
04	Mandagni	Não	>4 Yama	Kapha	Sim

LOCAL E FUNÇÃO DE JATHARAGNI

LOCALIZAÇÃO DE JATHARAGNI

अग्न्याधिष्ठानमन्नस्य ग्रहणाद् ग्रहणी मता । नाभेःउपरि सा हि अग्नि बलोपस्तम्भबृंहिता ॥

अपक्वं धारयत्यन्नं पक्वं सृजति पार्श्वतः । दुर्बलाग्निबला दुष्टा त्वाममेव विमुञ्चति ॥ च.चि.१५/५६,५७

षष्ठी पित्तधरानामकला या परिकीर्तिता । पक्वामाशयमध्यस्था ग्रहणी सा प्रकीर्तिता ॥ सु.उ.४०/१६९

षष्ठी पित्तधरानाम पक्वामाशयमध्यस्या । सा हि अग्ने : अधिष्ठानतयाऽऽमाशयात्....... अ.सं.शा.५/३६

De acordo com Acharya Charaka, o Grahani é a sede principal de Jatharagni, pois tem o poder de conter, analisar e metabolizar o Chaturvidha, Shadrasatmaka e Panchabhautika Ahara ingeridos. Grahani está situado entre o Amashaya e o Pakvashaya no nosso Sharira. Ele agarra o Ahara que está temporariamente retido pelo Amashaya e depois o Ahara parcialmente digerido é actuado pelo Jatharagni. Depois do Jatharagni Sanskar ter terminado, o Ahara parcialmente digerido é então convertido numa forma totalmente digerida e o processo de Sara- Kitta Vibhajana de Ahara é efectuado. Assim, o Pachana do Ahara ingerido depende do poder ou Bala de Jathargani.

स्वस्थानस्थस्य कायाग्नेः अंशा धातुषुसंश्रिताः । अ.हृ.सू.११/३४ वर अरुणदत्त

Maharshi Sushruta tinha declarado a sede de Jatharagni sob a forma de Pittadharakala, situada entre o Amashaya e o Pakvashaya, exatamente onde se encontra o Grahani. Diz-se que este é o Adhishtana de Jatharagni.

नाभीमध्ये शरीरस्य विज्ञेयं सोमंडलम् ।

सोममंडलमध्यस्थं विद्यात् तत्सूर्यमंडलम् ।

प्रदीपवच्चापि नृणाम् तस्य मध्ये हुताशनः ॥ भेलसंहिता

No Bhela samhita é mencionado que o Soma Mandala está situado no Nabhi, enquanto o Surya Mandala está situado no centro do Soma Mandala e Agni está situado no centro do Surya Mandala.

Devido ao frequente Grahana de Ahara parcialmente indigesto (Apakva) aliviado por Amashaya, chama-se Grahani. É o local onde o Apakva Ahara sofre a ação do Pittoshma e onde se realiza o Pachana de Ahara.

FUNÇÕES DE JATHARAGNI

विविध अशितं पीतं लीढं खादितं जन्तोः हितं अन्तराग्निसंधुक्षित बलेन, यथास्वेन उष्मणा सम्यक्

विपच्यमानं.......केवल शरीरं उपचय बलवर्ण सुखायुषा योजयति शरीरधातुन उर्जयति च । च.सु.२८/३

समैःदोषैः समो मध्ये देहस्योष्माऽग्नि संस्थितः । पचत्यन्नं तत् आरोग्य्-पुष्टि-आयुः-बल-वृध्यते ॥

च.चि.१५/२१५, २१६

अन्नमादानकर्मा तु प्राण;कोष्ठं प्रकर्षति । तद् द्रवैर्भिन्नसंघात स्नेहेन मृदुतां गतम् ॥

समानेनाऽवधूतोऽग्निरुदर्यः पवनेन तु । काले भुक्तं समं सम्यक् पचत्यायुविवृध्दये ॥ च.चि.१५/६,८

Após a ingestão de Chaturvidha Ahara-Ashita, Pita, Khadita e Lidha; em primeiro lugar, o Jatharagni, de acordo com o seu Bala e Ushnata, efectua o Pachana deste Ahara. Como Kala (Tempo) imparável, este Pakva Ahara, sem qualquer obstrução, chega a todos os Dhatus em Sharira, onde é submetido ao processo de Paka a nível metabólico. Então, apenas o Sharira cheio de Dhatus, Dhatugata Ushma, Vayu e Strotas passa por um crescimento e desenvolvimento adequados. Também melhora o Bala, Varna de Purusha, a perceção de Sukhanubhuti (prazer) e melhora o Ayu de Sharira.

É um facto bem conhecido que não existe um fogo real dentro do Sharira como o que se vê no ambiente externo. Mas quaisquer que sejam as funções desempenhadas pelo fogo externo são as mesmas que os Karmas desempenhados pelo Pitta dentro do Panchabhautik Sharira. Acharya Charaka tinha declarado os Karmas Shubha e Ashubha do Pitta dentro do Sharira. De acordo com isto, o Prakrut ou Akupita Pitta executa Pakti (digestão), Darshana (visão), Ushnata (manutenção da temperatura corporal normal), Varna (cor da visão), Shourya (valentia), Harsha (felicidade) e Prasad (prazer) como Karmas no Sharira.Por outro lado, quando o Pitta é Kupita ou Vikruta ou fica viciado, passa por um funcionamento anormal, tal como Apakti (indigestão), Adarshana (visão inexistente ou diminuída), ViVarnata (descoloração da pele), Anushnata (baixa temperatura corporal), Bhaya (medo), Krodha (raiva, ira) como Karmas.

Acharya Vagbhata também indicou algumas das funções de Jatharagni, tais como Dahana (reação de oxidação), Pachana (digestão), Parinamana (transferência), Varnakara (pigmentação).

स खलु विधिवदभ्यवहृतमन्नजातं प्राणेन वायुना कोष्ठमाकृष्टं द्रवैर्भिन्नसंघातं स्नेहेन मृदुकृतमभिसन्धुक्षित:

समानेनामाशयस्थं स्थालीस्थमिवाम्बुतन्दुलमन्तराग्नि; पचति ॥ अ.सं.शा.६/५७

Após a ingestão de Ahara dentro do Panchabhautik Sharira, este é levado até Amashaya com a ajuda de Prana Vayu, onde é parcialmente decomposto. O Ahara duro e sólido é então amolecido por Sneha e, em seguida, com a ajuda de Jatharagni totalmente soprado e reforçado devido a Samana Vayu Pachana desse Ahara ingerido é feito.

आहारमग्नि: पचति दोषान् आहारवर्जित: । धातुन् क्षीणेषु दोषेषु जिवितं धातुसंक्षये ॥ अ.हृ.चि.१०/९१

O Jatharagni, no seu estado normal, executa o seu karma principal de Pachana de Ahara, mas na ausência deste Ahara ou na ingestão de Ahara, este Jatharagni inicia ele próprio o Pachana de Dhatus, mala e, por fim, Doshas do Panchabhautika Sharira. Devido a este excesso de Pachana de todos os Sharira Bhavas, pode levar a Shosha (desnutrição, caquexia) do Sharira. Influencia o emagrecimento do Sharira, dando-lhe um aspeto muito caquético.

Assim, Jatharagni é responsável pelo crescimento, desenvolvimento, Bala, Varna, Sukhanubhuti e Dirgha Ayu de Sharira.

स्वस्थानस्थस्य कायाग्ने: अंशा धातुषुसंश्रिता:। अ.हृ.सू.११/३४–अरुणदत्त

अंशा: क्षुद्राणि रुपान्तराणि हेमाद्रि

Os Bhutagnis e Dhatvagnis não são mais do que as formas Sukshma de Jatharagni ou Kayagni. Este Sukshma Ansha de Jatharagni também executa funções como Dipana, Pachana, Dahana ao seu nível. Este Bhutagni e Dhatvagni actuam sobre o Ahara apenas quando o Ahara é primeiramente actuado pelo Jatharagni. Assim, ambos os Agnis dependem de Jatharagni. O agravamento ou a diminuição de Jathargani resulta no agravamento ou na diminuição dos respectivos Bhutagnis e Dhatvagnis.

O KARMA JATHARAGNI É ATRIBUÍDO A PITTA

N.º Sr.	SOMÁTICO / SHARIRIK		PSICOLÓGICO/ MANSIK	
	PRAKRUTA	VAIKRUTA	PRAKRUTA	VAIKRUTA

1	Produção de fome, apetite, sede e digestão.	Perturbação da fome, do apetite, da sede e da digestão.	Coragem	Complexo de medo
2	Metabolismo	Estados anómalos do metabolismo	alegria	Raiva,Raiva
3	Perceção visual	Perturbação da perceção visual	Lucidez	Confusão
4	Ranjan de Rasa para a formação de Rakta	Prejuízo da formação de Rakta	Inteligência	Idiotice
5	Produção de calor e temperatura corporal	Temperatura anormal		
6	Cor e brilho da saúde da pele	Deficiência da saúde da pele que provoca uma pigmentação anormal.		
7	Formação de Bala, Oja.	Deficiência na formação de Bala e Oja.		

Capítulo 3

AGNI E PITTA: SEMELHANÇAS E DIFERENÇAS

अग्निरेव शरीरे पित्तान्तर्गतः कुपिताकुपितः शुभाशुभानि करोति । तद्यथा पक्तिमपक्तिं दर्शनमदर्शनं मात्रामात्रत्वमूष्मणः प्रकृतिविकृतिवर्णौ शौर्यं भयं क्रोधं हर्षं मोहं प्रसादं इत्येवमादीनि चापराणि व्दंव्दानि इति ॥ च.सु.१२/११

पित्तान्तर्गत इति वचनेन शरीरे ज्वालादियुतवन्हिनिषेधेन पित्तोष्मरुपस्य वन्हेः सद्भावं दर्शयति । न तु पित्तादभेदं, पित्तेनाग्निमान्द्यस्य ग्रहण्यध्याये वक्ष्यमाणत्वात्, तथा पित्तहरस्य सर्पिषोऽग्निवर्धनेनोक्तत्वात् । पक्तिमपक्तिं इति अविकृतिविकृतिभेदेन पाचकस्याग्नेः कर्म,दर्शनादर्शने नेत्रगतस्यालोचकस्य,उष्मणो मात्रामात्रत्वं वर्णभेदौ च त्वकगतस्य भ्राजकस्य, भयशौर्यादयो ह्रदयस्थस्य साधकस्य,रञ्जकस्य तु बहिः स्फुटकार्यादर्शनादुदाहरणं न कृतम् । चक्रपाणि टिका

Na Ayurveda, diz-se que Agni está sincronizado com Pitta. Diz-se que é Pittashrita. Este Agni dentro do Sharira juntamente com o Pitta executa todos os Karmas Shubha-Ashubha dentro do Sharira. Estes Karmas incluem Pachana-Apachana, Darshana-Adarshana, Prakrut-Vikrut Varna, Shourya, Bhaya, Krodha, Moha e Prasad Karma dentro do Panchabhautik Sharira.

O próprio conceito de Pitta compreende uma variedade de substâncias bioquímicas presentes no interior do Sharira. Estas substâncias estão todas correlacionadas com Ushma ou calor e Bhaswara ou luz. O Pitta dentro do Sharira transporta vários Karmas como Dahana, Pachana, Parinamana, Paravritti apenas com a ajuda de Agni. Assim, o Pitta que executa tais acções dentro do Sharira devido a Agni é chamado de Antaragni (Fogo Interno). Diz-se que Agni está sincronizado com Pitta (Pittantargataha), o que não significa que Pitta seja um fogo flamejante dentro do Sharira.

Os principais karmas de Pitta são Annapachana, Rasaranjana, Twakbhrajana, Roopalochana, Vivek karma. Estes karmas são realizados com base no facto de que a substância que Pitta se entregou a tudo isto, que nada mais é do que Agni. Então Acharya Sushruta disse que os respectivos karmas realizados pelos tipos particulares de Pitta são nomeados pelo mesmo tipo de Agni que os realiza. Tal como o karma Annapachana (digestão de alimentos) realizado pelo Pachakagni que está sincronizado com o Pachaka Pitta.

Depois de analisar Pitta, confirma-se que se trata de Agneya, ou seja, um conjunto de substâncias bioquímicas. Esta substância bioquímica realiza muitas reacções químicas no interior do Sharira. Assim, esta substância bioquímica, juntamente com o Ushma ou calor, que são necessários para realizar reacções químicas em conjunto, é chamada Agni. De acordo com Acharya Chakrapani, Pitta só é encontrado em sistemas biológicos vivos e é um aglomerado de substâncias bioquímicas. Em vez disso, Agni está sincronizado com Pitta e encontra-se também no sistema não vivo. Agni, de acordo com as necessidades, é ingerido dentro do Sharira sob a forma de Ahara ou o próprio Sharira gera-o à medida que é necessário, através do Pachana de Ahara. De acordo com Samanya Vishesha Siddhanta Agni é um (Jatharagni ou Dehagni) e numeroso também.

पञ्चभूतात्मकत्वेपि यतैजसगुणोदयात् । त्यक्तद्रवत्वं पाकादिकर्मणाऽनलशब्दितम् ॥ अ.हृ.सू.१२/११

तत्र यद् आमपक्वाशयमध्यस्थं पञ्चमहाभूतात्मकेऽपि तेजोगुणोत्कर्षात् क्षपितसोमगुणं ततश्च त्यक्तद्रवस्वभावं सहकारिकारणै: वायुक्लेदादिभि: अनुग्रहात् दहनपचनादिक्रियया लब्धाग्नि शब्दं पित्तं अन्नं पचति,सारकिट्टौ विभजति शेषाणि च पित्तस्थानानि तत्रस्थमेव अनुगृह्णाति तत् पाचकं इत्युच्यते । अ.सं.सू.२०/७

De acordo com o Loka Purusha Samya Siddhanta, cada Sharira Bhava é comparado com o do universo. Da mesma forma, o Shariragata Pittashrita Agni é comparado com o fogo do universo. Como todas as coisas são Panchabhautik de acordo com a Ayurveda, o mesmo acontece com o Pachakagni ou Jatharagni. Este Jatharagni no seu estado visível está em Dravya Swaroopa mas também é Agneya na sua natureza em vez de ser Soumya. Isto é devido à presença de Tejasansha de Agni Mahabhuta presente nele. Este Jatharagni carrega seu Karma Dahana, Pachana somente quando o Tejasansha nele domina sobre o Dravansha e o absorve. Então, só a diferenciação Panchabhautik do Ahara ingerido é possível de acordo com os Panchamahabhutas. Agora, o Pachakagni analisa (Sanghatbheda) o Ahara e separa o Parthiv, Aapya, Tejasansha e completa o processo de Pachana (digestão). Este processo de Pachana leva à formação de Ahara-rasa. Este Ahara-rasa é então actuado pelo Samana Vayu, Kleda e Pachakagni e só então ocorre o Upshoshana (absorção) de Rasa. Jatharagni leva à formação de Sara bhaga Ahara-rasa e o Kitta bhaga como Mala, na presença de Samana Vayu. Este processo é denominado Sara-Kitta Vibhajana. Junto com isso, o resto dos tipos de Pitta de diferentes Sthana também são mantidos e nutridos por este Pachaka Pitta significa Pachakagni.

Assim, não há existência especial de Agni sem Pitta. Além disso, ambos têm o mesmo Tejoguna com eles para executar diferentes Agneya Karmas. Também se vê que na condição de Pitta Dosha Kshaya é tratado com os Agneya Gunadharma Dravyas enquanto que em Pitta Dosha Vriddhi Awashta Dravyas opostos a Agneya Guna significa que são usados Shita Dravyas.

SEMELHANÇAS ENTRE AGNI E PITTA

1. Agni e Pitta são ambos Tejamahabuta Pradhana.
2. Agni e Pitta transportam ambos Karmas Pachana e Dahana.
3. Ushna, Tikshna Guna leva à viciação de Agni e Pitta.
4. Snigdha, Shita Gunas conduz à pacificação (Shamana) de Agni e Pitta.
5. Jatharagni também é chamado de Pachakagni significa Pachaka Pitta que é um dos cinco tipos de Pitta.

DIFERENÇAS DE AGNI E PITTA

AGNI	PITTA
Rukshaswabhava	Snigdha ou Ishatasnigdha
Urdhvagati	Adhogati
Dushya	Dosha
Estado que tinha deixado o Condição Dravyatva (Tyaktadravatva)	Drava swaroopa
É Pitta Ashrita.	É o Ashraya de Agni.

EXAME DE JATHARAGNI

JATHARAGNI PARIKSHANA

अग्निं जरणशक्त्या परिक्षेत्.... च.वि.४/८

यामैश्चतुर्भि; व्दाभ्यां च भोज्यभैषज्ययो: समै । पाकोऽग्नौ युक्तयो: प्राक् च तिक्ष्णे मन्दे पुन: चिरात् ॥

अ.सं.सू.११/५३

याममध्ये न भुक्तव्यं यामयुग्मं न लङ्घयेत् । याममध्ये रसोत्पत्ति: यामयुग्मात् बलक्षय: ॥ योगरत्नाकर

Para que o Sharira funcione corretamente, os Sharira Bhavas degradados diariamente devem ser reabastecidos de acordo com as necessidades. Isto é feito através da ingestão de Chaturvidha, Shadrasatmaka e Panchabhautika Ahara, mas o Ahara ingerido não é diretamente absorvível como é necessário. Deve ser primeiro convertido numa forma em que a sua absorção seja mais fácil. Assim, o Ahara ingerido exteriormente precisa de ser transformado em Sharira Swaroopa. Agora, esta conversão é efectuada com a ajuda de Agni.

Na Ayurveda, os diferentes samhitas referem diferentes números de Agnis. Tais como

1. Jatharagni-01
2. Bhautikagni-05
3. Dhatvagni-07

Agora esta conversão de Ahara em Sharira Swaroopa Bhava depende do Bala do principal e mais importante Agni, significa Jatharagni. Assim, este Agni é examinado pelo seu poder de conversão e pelo seu funcionamento correto. Esta conversão de Ahara em Sharira Swaroopa numa forma absorvível é chamada as-Jarana Shakti de Jatharagni. Assim, o Jatharagni é examinado com base na sua jaranashakti.

जरणशक्ति– जरण–जरयति इति जीर्णे पाचन: । वाचस्पत्यम्

जाठराग्नि: जीर्यते अशितखादितपीतादिकं अन्न अनेन इति जरणो जठराग्नि: । च.वि.६/२१

जरणाशक्ति: अन्नपाचनसामर्थ्यम् । च.वि.८/१०

Basicamente, Agni Parikshana significa Parikshana do funcionamento correto de Jatharagni. O principal karma do Jatharagni é o Pachana de Ahara. Este Karma também é diferente consoante os diferentes tipos de Jatharagni, de acordo com Doshabheda.

Jatharagni é um Karana enquanto o seu Karya é o Vibhajana de Chaturvidha, Panchabhautika Ahara em Sarabhuta Ahara-rasa e Kittabhuta Mutra e Purisha. Assim, Jatharagni como um Karana pode ser examinado pelo exame dos seguintes quatro Karyas dele-

1. Ahara-rasa Parikshana
2. Kittabhuta Mutra Parikshana
3. Kittabhuta Mala Parikshana
4. Jeerna Ahara Lakshanani Parikshana

1) **Ahararasa Parikshana-**

तत्र पाञ्चभौतिकस्य चतुर्विधस्य षड्रसस्य व्दिविधवीर्यस्य अष्टविधवीर्यस्य वा अनेकगुणस्य आहारस्य सम्यकपरिणतस्य य: तेजोभूत: सार: परमसुक्ष्म: स रस इति उच्यते तस्य हृदयं स्थानम्,स: ....कृत्स्नं शरीरं अहरह: तर्पयति वर्धयति धारयति यापयति च अदृष्टहेतुकेन कर्मणा ॥ ...स खलु द्रवानुसारी स्नेहनजीवनतर्पणधारणादिभि: विशेषे: सौम्य् इति अवगम्यते । सु.सू.१४/३

O Ahararasa Parikshana pode ser feito negligenciando os Karmas Tarpana (valor nutritivo), Vardhana (avaliação do crescimento e desenvolvimento), Yapana (avaliação da longevidade), Dharana (apoio, proteção, resistência contra doenças), Snehana (oleação), Jeevana (vivacidade) e também o seu estado mais fino e puro no Sharira. Isto assemelha-se ao estado Avikrut de Sarabhuta (excelente) Ahararasa dentro do Sharira.

No outro caso, o Vikrut Ahararasa manifesta-se por Hridayashudhi que provoca Gaurava (peso), Uplepa (revestimento), Daha (sensação de ardor), Kampa (tremores, movimentos descoordenados), Shunyata (sensação de vazio), Pida (dor), Spandan
(Pulsação irregular), Shushakata (Secura), Stambha (Rigidez), Bheda (Dor latejante) e outros Lakshanas.

2) Kittabhuta Mutra Parikshana-

O Prakrut Jatharagni caracteriza-se pela excreção de Mutra no momento e na quantidade corretos. Por isso, o Kittabhuta Mutra Pariksha também é necessário para o Jatharagni Pariksha. Isto pode ser feito conhecendo o Matra (Quantidade), Varna (Cor), Gandha (Odor), Rasa (Sabor) e outros Lakshana presentes na altura da Micção.

O Mutra Vikruti ocorre de duas formas

1. Mutravaha Strotasajanya Vyadhi-

   Como Mutraghata (supressão da urina), Mutrakruccha (desconforto e micção dolorosa), Prameha (diabetes).

2. Jatharagni Dushtijanya Vyadhi-

   Como Arsha (Hemorróidas), Ajirna (Doença péptica ácida), Udara (Ascite), Gulma (Nódulo abdominal), Jwara (Pirexia).

A) Mutra Matra Pariksha-

1. Kapha Pradhan Jatharagni janya dushti-

   Observa-se Bahumutrata (micção excessiva) Lakshana. Como se observa em Amvata (Febre reumática), Kapharsha (Pilhas com dominância do dosha Kapha).

2. Pitta Pradhan Jatharagni Dushtijanya Vyadhi-

   Kvachita Bahumutrata (micção excessiva frequente) é observada aqui. Como observado em Pittarasha (Piles com dominância do dosha Pitta).

3. Vata Pradhan Jatharagni Dushtijanya Vyadhi-

   Aqui encontram-se Lakshana como Badhamutrata (Obstrução da micção), Alpamutrata (Micção escassa), Mutraghata (Supressão da urina-Anúria). Como se vê em Vataj Jwara, Vataj Arsha (Pilhas com dominância do Vata dosha).

B) Mutra Varna Pariksha-

1. Vata Pradhan Jatharagni Dushtijanya Vyadhi-
   a. Arun Varni Mutra-Vataj Gulma, Vataj Arsha.
   b. Krushna Varni Mutra- Vataj Pandu (Anemia).
   c. Shyam Varni Mutra- Vataj Udara.
2. Pitta Pradhan Jatharagni Dushtijanya Vyadhi-
   a. Harit Varni Mutra - Pittaja Gulma, Pittaja Jwara.
   b. Haridra Varni Mutra - Raktapitta Poorvarupa, Kamla (iterícia).
   c. Rakta Varni Mutra - Raktapitta.
   d. Pitavarni Mutra - Pandu Poorvarupa.
3. Kapha Pradhan Jatharagni Dushtijanya Vyadhi-
   a. Shweta Varni Mutra - Kapha Pradhan Jwara, Gulma.
   b. Shukla Varni Mutra - Kapha Pradhan Udara, Arsha.

C) Mutra Swaroopa-

1. Vata Pradhan Jatharagni Dushtijanya Vyadhi-
   a. Ruksha Mutra -Vataj jwara, Vataj gulma, Vataj pandu.
   b. Grathit Mutra - Vataj udara.
2. Kapha Pradhan Jatharagni Dushtijanya Vyadhi-
   a. Guru Mutrata - Kapharsha.
   b. Picchila Mutrata - Kapharsha, Prameha.

D) Mutragandha-

1. Pitta Pradhan Jatharagni Dushtijanya vyadhi-

a. Vistra Gandhi Mutra - Pittarsha.
b. Kunapgandhi Mutra - Asadhya Raktapitta.

3) Kittabhuta Purisha Pariksha -

Kittabhuta Purisha com seu Matra, Varna, Gandha também denota o tipo de Jatharagni Dushti de acordo com Doshabheda. Para além disso, o Sama e o Niramawastha de Purisha também podem ser determinados por um exame especial também conhecido como-Jalanimajjana Pariksha. O Sama e o Niramawastha de Purisha devem-se ao Vikrut e ao Prakrut Jatharagni, respetivamente. O Sama Purisha afunda-se em Jala, enquanto o Nirama Purisha flutua sobre ele. Desta forma, examinando o Kittabhuta Purisha Parikshana, pode-se fazer um exame adequado do Jatharagni Karma.

4) **Jeerna Ahara Lakshanani Parikshana-**

जीर्णे तु भुञ्जानस्य स्वस्थानस्थेषु दोषेषु अग्नौ चोदीर्णे जातायां च बुभुक्षायां विवृतेषु च स्त्रोतसां मुखेषु विशुध्दे चोद्गारे हृदये विशुध्दे वातानुलोम्ये विसृष्टेषु च वातमूत्रपुरीषवेगेषु अभ्यवहृतमाहारजातं सर्वशरीरधातूनप्रदूषयत् आयु: एव अभिवर्धयति केवलं तस्मात् जीर्णे अश्नीयात् । च.वि.१/४

विसृष्टे विण्मूत्रे विशकरणे देहे च सुलघौ विशुध्दे चोद्गारे हृदि सुविमले वाते च सरति ।
तथाऽन्नश्रध्दायां क्लमपरीगमे कुक्षौ च शिथिले प्रदेयस्त्वाहारो भवति भिषजां काल: स तु मत: ॥

सु.उ.६५/८४

उद्गारशुध्दि: उत्साहो वेगोत्सर्गो यथोचित: । लघुता क्षुत्पिपासा च जीर्णाहारस्य लक्षणम् ॥

अ.सं.सू.११/५८; मा.नि.

प्रसृष्टे विण्मूत्रे हृदि सुविमले दोषे स्वपथगे विशुध्दे चोद्गारे क्षुदुपगमने वातेऽनुसरति । तथाऽग्नावुद्रिक्ते विशदकरणे देहे च सुलघौ प्रयुञ्जीताहारं विधिनियमितं काल: स हि मत: ॥ अ.हृ.सू.८/५५

Em Jatharagni Parikshana, após o exame de Ahararasa, Kittabhuta Mutra e Purisha Pariksha, o último passo é fazer Jeerna Ahara Lakshana Parikshana. Isto significa avaliar o Jatharagni em termos dos Lakshanas produzidos após a conclusão do Pachana Prakriya sobre o Ahara ingerido. Como foi dito anteriormente, o Jatharagni, de acordo com o Doshabheda, é de quatro tipos diferentes e a duração do Utpatti do Jeerna Ahara Lakshana depende do tipo de Jatharagni, de acordo com o Doshabheda.

जरणाशक्ति: अन्नपाचनसामर्थ्यम् । च.वि.८/१०

O Pachana do Chaturvidha ingerido, Panchabhautika Ahara, é efectuado pela Jaranashakti de Jatharagni. Assim, a Pachana Shakti de Jatharagni depende de Jaranashakti que, em última análise, depende do Annapachanasamarthyam (capacidade de digerir Ahara).

Na Ayurveda, diferentes Acharyas declararam diferentes Lakshanas como os Jeerna Ahara Lakshanas.

1) **Udgara shudhhi-**

अ.क्र	झरक	सुश्रुत	वाग्भट
१	विशुध्द उदगारे	विशुध्द उदगारे	विशुध्द उदगारे
२	अग्नौ उदीर्णे	तथान्न श्रध्दायाम्	अग्नावुद्रिक्ते
३	जातायां च बुभूक्षायां	कुक्षौ च शिथिले	————
४	विसृष्टेषु वातमूत्रपुरीषवेगेषु	विसृष्टे विण्मूत्रे	प्रसृष्टे विण्मूत्रे
५	गातानुलोम्ये	वातेऽनुसरति	वातेऽनुसरति
६	हृदये विशुध्दे	हृदि सुविमले	हृदि सुविमले
७	स्वस्थास्थेषु दोषेषु	देहे च सुलघौ क्लम परिगमे	देहे च सुलघौ दोषे स्वपथगते

Udgara significa arrotar. Normalmente, depois de o Ahara ingerido ter sido submetido a Pachana Prakriya, Udgara é o impulso ou resposta natural que ocorre.

O Lakshana de Shudhha Udgara Pravrutti manifesta-se como resultado do Samyak Pachana Prakriya do Ahara ingerido. Pelo contrário, pode ter um cheiro desagradável ou pode cheirar como o tipo de Ahara ingerido que se assemelha ao Asamyak Pachana Prakriya do Ahara ingerido ou, em última análise, ao Jatharagni Dushti.

2) **Utsaha-**

Utsaha significa sensação de frescura. Depois do Ahara Sevan vê-se que a sensação de Udara Guratva, Alasyatva, Supti como Lakshanas estão presentes, mas após a conclusão do Pachana Prakriya na presença do Prakrut Jatharagni Karya pode levar a Utsaha como um Jeerna Ahara Lakshana.

3) **Vegatsargoyathochita-**

Vegotsarga significa Utsarjana dos Kittabhuta Mala Dravyas formados como resultado do Pachana de Ahara significa Mutra, Purisha e Apana Vayu, ou seja, no momento certo. Este Lakshana é visto geralmente após o Pachana Prakriya completo do Ahara ingerido. O Prakrut Karya de Jatharagni não é apenas o Grahana de Ahara ingerido, mas também o Pachana desse Ahara e faz o Sarakitta Vibhajana de Ahara. Como resultado do Sarakitta Vibhajana de Ahara, os Mala Dravyas são formados especialmente Mutra, Purisha e Apana Vayu de tempos em tempos. Mas para o Swasthawastha de Sharira não só a formação de Malas é importante, mas também os Malas formados devem ser expulsos para fora de Sharira de tempos em tempos. Agora, Utsarjana de Purisha uma a duas vezes por dia é um fenómeno normal que mostra Prakrut Karya de Jatharagni, enquanto passar o Purisha frequentemente ou não passar significa que Avashtambha de Purisha se assemelha a Dushti de Jatharagni. O mesmo acontece no caso do Mutra, Utsarjana do Mutra formado dentro de Sharira na altura certa indica Prakrut Karya de Jatharagni e a passagem frequente do Mutra ou a não passagem ou a passagem insatisfatória do Mutra deve-se a Jatharagni Dushti. Também o Utsarjana de mau cheiro de Mala-Mutra e Apana Vayu do Sharira se assemelha a Jatharagni Dushti.

4) **Laghuta-**

Depois de completar o Pachana Prakriya do Ahara ingerido e o Utsarjana dos Mala Dravyas formados, de tempos a tempos, o Kostha de Sharira fica vazio, dando origem a uma sensação de leveza. Este é o Laghuta Lakshana dos Jeerna Ahara Lakshanas que mostra o Prakrut Karya de Jatharagni. Este sentimento vazio de Koshta significa que o Koshta Laghuta acaba por dar origem ao sentimento de Kshudha (fome).

5) Kshutpipasa-

Significa sensação de fome e sede. Acontece quando o Ahara previamente ingerido foi completamente submetido ao Pachana Prakriya e os Mala Dravyas formados são expulsos para o exterior, dando origem a Koshta Laghuta. Este Koshta Laghuta após o Mala-Mutra Visarjana leva à sensação de sede e fome, uma vez que o fluido celular extra é perdido e o Amashaya, o reservatório temporário de Ahara, fica vazio, exigindo a ingestão de Ahara.

IMPORTÂNCIA DE JATHARAGNI PARIKSHANA

1) Como o Ayu, Bala (Sharirik e Mansik), Varna, Prabha todos dependem de Jatharagni. Por isso é necessário fazer Parikshana de Jatharagni.

आहार मात्रा हि अग्निबलापेक्षिणी । च.सू.५/३

2) Jatharagni Parikshana indica o Prakrut Ahara Matra, Kala que ajuda a manter a Swasthya (saúde). Isto, por sua vez, apoia o objetivo da Ayurveda, ou seja, Swasthyarakshana. O indivíduo com Mandagni pode ser aconselhado, com Ahara Matra limitado, a ter Ahara de qualidade Ushna, Laghu, Ruksha, que seria saudável para esse indivíduo em particular, em vez de Guru, Snigdha e Shita Ahara.

दोषधातुमलसन्निपातजनितोऽन्तरुष्मा यथा निर्दिष्टधिष्ठानकर्मा अग्निरिती ॥

अ.सं.शा २/७५

3) Agni é também designado pelo Ushma contribuído de Dosha, Dhatus e Mala. Assim, Agni Parikshana informa sobre o Awastha de Dosha, Dhatu e Mala de Sharira.

रोगा: सर्वेऽपि मंदेग्नौ । अ.हृ.नि.१२/१

4) Jatharagni é o único responsável pelo Utpatti de todos os tipos de Vyadhis. Assim, Agni Parikshana facilita o acesso a Nidana (diagnóstico) de qualquer Vyadhi.

कायस्यान्तर्ग्नेश्चिकित्सा कायचिकित्सा । च.सू. ३०/२८ वर

चक्रपाणि

5) Um dos oito ramos da Ayurveda é o Kayachikitsa. Significa, de facto, Chikitsa de Agni. Reparar o Vikruti ou qualquer deficiência de Agni e alcançar e manter o Prakrut Awastha de Agni é Chikitsa. Assim, Jatharagni também é chamado de Kayagni. Por isso, é necessário efetuar Jatharagni Parikshana.

Capítulo 4

ETIOLOGIA DA VICIAÇÃO DE JATHARAGNI

CAUSAS DA AGNIDUSHTI

अभोजनादजीर्णातिभोजनाद्विषमाशनात् । असात्म्यगुरुशीतातिरुक्षसंदुष्टभोजनात् ॥

विरेकवमनस्नेहविभ्रमात् व्याधिकर्षणात् । देशकालर्तुवैषम्याव्देगानां च विधारणात् ॥

दुष्यत्यग्निः संदुष्टोऽन्नं न तत् पचति लघ्वपि । अपच्यमानं शुक्तत्वं यात्यन्नं विषरुपताम् ॥

च.चि.१५/४२,४४

1) **Abhojanata-** Devido à menor ou nenhuma ingestão de Ahara ou então por jejum, há Agnidushti. Como o Jatharagni torna-se Manda.
2) **Ajirnata-** Devido ao Ajirna os três Doshas ficam viciados e assim também o Jatharagni.
3) **Atibhojanata -** A ingestão excessiva de Ahara é um convite a Agnidushti. Como conduz a um excesso de carga sobre Jatharagni, o Pachana Kriya é prejudicado.
4) **Vishamashanata -** A ingestão de Ahara em Matra e Kala impróprios leva a Vishamashana, que por sua vez causa Agnidushti.
5) **Asatmya-** Ahitkara e Asatmya Ahara também causam Agnidushti.
6) **Guruahara -** Ahara, sendo Guru, passa pelo processo de Pachana de uma forma muito difícil. Assim, a ingestão contínua de Guruahara leva a Agnidushti.
7) **Atishita-** O excesso e a ingestão contínua de Atishita Ahara conduzem a Mandagni.
8) **Atiruksha -** O consumo excessivo de Atiruksha Ahara Dravyas conduz ao Jatharagni dusti.
9) **Sandushta bhojan -** Ingestão de Ahara contaminado.
10) **Vamanavireka vibhramata -** Mesmo depois de passar por um procedimento adequado de Vamana e Virechana, a expulsão dos Doshas é insuficiente, o que também leva a Jatharagni dushti.
11) **Sneha vibhramata -** Após a ingestão de Snehapana adequado, também devido à ingestão de Apathya, pode levar a Jatharagni dushti.
12) **Desha vibhramata -** A ingestão de um determinado Ahara no respetivo tipo de Desha provoca Agnidushti.
13) **Kala vaishamya-** Shita Ahara sevan em Shita Kala e Ushna Ahara Sevan em Ushna Kala também causam Jatharagni dushti.
14) **Rutu vaishamya-** De acordo com Rutucharya, deve-se ingerir Ahara de acordo com Agnibala ou então pode levar a Agnidushti, como em Varsha Rutu, há Agnimandya, portanto, diz-se que tem Laghu e Ushna Ahara para melhorar Agni Bala.

AGNI: UMA REVISÃO MODERNA

Na Ayurveda, a ciência da vida, toda a criação surge a partir de cinco grandes elementos conhecidos como Mahabhutas. Este mundo fenomenal é criado em primeiro lugar pelas qualidades de Akash ou espaço, que nos dá o contentor para todas as formas. Dentro deste espaço, Vayu, ou ar, manifesta todos os movimentos possíveis. Agni ou fogo torna-se responsável por todas as transformações e, portanto, por todas as possibilidades. A seguir, Jala ou a água oferece o terreno fértil para a vida e, por fim, Prithvi ou a terra dá a forma que é reconhecível por todos os sentidos, que são os percepcionadores desta manifestação.

Agni, o Mahabhuta fulcral nesta cadeia de criação, é a capacidade de digerir e transformar. Tal como no macrocosmo (universo), também no microcosmo (nós), diz a Ayurveda. Assim, tal como no caso do alimento (sustento), é ele que pega numa maçã e a decompõe nos seus componentes essenciais (parimanus), reconfigurando-os depois na consciência que nos permeia e nutre a nível celular.

Dentro de nós, este Agni é conhecido principalmente como Jatharagni, o fogo digestivo. Residindo maioritariamente no estômago como ácido clorídrico (HCL), é um termo que abrange todas as enzimas digestivas. O processo de digestão, absorção e assimilação começa com as enzimas presentes na saliva que amolecem o que comemos para que continue no esófago como uma pasta. Penetrando o diafragma, este esófago termina num saco forte e musculado que conhecemos como estômago. Tendo demorado cerca de 3 segundos a chegar aqui, este alimento é acidificado pelo HCL para posterior digestão pela peptina e gastrina antes de entrar no intestino delgado onde este ácido é neutralizado, permitindo que a bílis e os sucos pancreáticos saiam e continuem a digeri-lo e passem finalmente para o intestino grosso para as últimas fases da digestão e a eliminação natural dos resíduos.

Digestão:-

Define-se como o processo pelo qual os alimentos são decompostos em substâncias químicas simples que podem ser absorvidas e utilizadas como nutrientes pelo organismo.

O processo começa na boca, onde o alimento é lubrificado pela saliva para formar um bolo alimentar. A digestão primária começa aqui e o bolo alimentar é levado para o estômago, onde sofre a ação dos sucos gástricos que contêm enzimas proteolíticas.

As glândulas salivares (parótida, submandibular e sublingual) e as glândulas bucais segregam saliva que contém enzimas especiais para a digestão.

1) Uma secreção serosa que contém a-amilase conhecida como ptylin; que digere os amidos cozidos ou fervidos em maltose. A maltose é depois convertida numa forma mais simples de hidratos de carbono, a glicose, na presença de maltase.
2) Uma pequena quantidade de triglicéridos é também convertida em ácidos gordos mais simples e diacilglicerol na presença da enzima lipase lingual.
3) Secreção mucosa que contém mucina para lubrificação e proteção da superfície.

Após a digestão parcial destes alimentos, estes são empurrados para o estômago para continuarem o processo de digestão. A secreção gástrica envolve muco segregado por células secretoras de muco que revestem toda a superfície do estômago. Além disso, a mucosa do estômago tem dois tipos diferentes de glândulas tubulares, nomeadamente glândulas oxínticas e pilóricas.

As glândulas oxínticas contribuem para a secreção gástrica, adicionando-lhe HCl (ácido clorídrico) e também outras enzimas para efeitos de digestão.

1) O pepsinogénio inativo é convertido em pepsina na presença de HCl segregado pelas células oxínticas.
2) As proteínas presentes nos alimentos são degradadas em polipéptidos, peptonas e proteoses pela pepsina.
3) Estes polipéptidos, peptonas e proteoses são depois degradados em formas proteicas mais simples, ou seja, em aminoácidos, na presença das enzimas proteolíticas tripsina e quimotripsina.
4) Os restantes hidratos de carbono parcialmente digeridos da boca são assimilados em formas mais simples na presença de amilase gástrica.

Juntamente com estas enzimas, a lipase gástrica e a gelatinase também são segregadas como componentes dos sucos gástricos. A lipase gástrica digere a tributirina, que é uma gordura da manteiga.

Além disso, a secreção pancreática, ou seja, o suco pancreático que contém enzimas digestivas pancreáticas (segregadas pelas células acinares), iões de bicarbonato e água, também contribui para o processo de digestão. As enzimas pancreáticas digerem os principais tipos de hidratos de carbono, proteínas e gorduras. As enzimas acima mencionadas, como a tripsina, a quimotripsina, a carboxipolipeptidase, várias elastases e nucleases, fazem parte das enzimas proteolíticas.

1) Os hidratos de carbono dos alimentos são hidrolisados em amidos, glicogénios e alguns dissacáridos e trissacáridos pelas enzimas amilase pancreáticas.
2) As gorduras presentes nos alimentos são digeridas pela lipase pancreática, colesterol esterase e fosfolipase.

O suco pancreático combinado por todas as enzimas acima referidas é transportado pelo ducto pancreático que se junta ao ducto hepático antes de entrar no duodeno pelo ducto hepatopancreático comum.

Além disso, a bílis segregada pelo fígado digere e absorve as gorduras.

1) Ajudam a emulsionar os grandes glóbulos de gordura em partículas simples e minúsculas na presença de enzimas lipase que se juntam ao suco pancreático.
2) Contribuem para a absorção dos produtos finais gordos digeridos através da mucosa intestinal.

No intestino delgado, as glândulas de Brunners segregam muco que protege o resto da mucosa intestinal do ácido clorídrico que entra no duodeno a partir do estômago. O muco contém iões de bicarbonato com a mesma função.

Para além disso, os enterócitos da mucosa também contêm algumas enzimas digestivas.

1) Peptidases que dividem pequenos péptidos em aminoácidos.
2) Os dissacáridos são degradados em monossacáridos, como a sacarose, a maltose e a isomaltose.
3) Uma pequena quantidade de lipase intestinal é utilizada para a degradação das gorduras em glicerol e ácidos gordos.

No intestino grosso, é segregado muco que protege a parede intestinal das actividades bacterianas que ocorrem no intestino grosso.

Em todos os casos acima referidos, as secreções do trato gastrointestinal que, direta ou indiretamente, ajudam ou promovem o processo de digestão e metabolismo podem ser correlacionadas com Agni (Antaragni) em termos modernos.

PSIQUE: MANAS

ETIMOLOGIA, DEFINIÇÃO E NOMENCLATURA DE PSYCHE

ETIMOLOGIA DE MANA

मन ज्ञाने बोधने वा उणादी ४/१८८

मन्यते ज्ञायते बुध्यतेऽनेनेति मनः शब्दकल्पद्रुम

मन्यतेऽनेनेमन–करणेअसुन (वाचस्पत्यम्)

É o objeto responsável pelo conhecimento de qualquer coisa ou pela aquisição de conhecimentos.

DEFINIÇÃO DE MANA

सत्वमुच्यते मनः,तच्छरीरस्य तन्त्रकमात्मासंयोगात् । च.वि.८/११९

सुखादी उपलब्धि साधनम् मनः तच्च प्रति आत्मनियत्वात् अनन्त परमाणूरुपं च नित्यं च । तर्कसंग्रह

अतीन्द्रिय पुनर्मनः सत्वसंज्ञकं चेतः इत्याहुरेके, तदर्थात्मसंपदायत्तचेष्टं चेष्टाप्रत्ययभूतमिन्द्रियाणाम् ।

च.सू.८/४

मन्यते अवबुध्यते ज्ञायते अनेन इति मनः । शब्दकल्पद्रुम

O objeto responsável por pensar, contemplar ou conhecer o conhecimento é designado por Satva ou Manas.

É responsável por ter todos os sentimentos de prazer Sukha.

Também é chamado de Atindriya porque ajuda a saber tudo quando liga os Indriyas ao seu respetivo sentido ou matéria.

Também é chamado de Satva.

SINÓNIMOS DE MANA

चित्तम् चेतस् हृद्यम् हृत् मानसम् । अमरकोश

चित्त–चित्तमिति चिति संज्ञाने ।

1) Chitta:- Que mostra o sentido de estar vivo.

चेतस्- ज्ञानवत् चेतति संज्ञानीते इति चेतसः ।

2) Chetas:- Que é conhecido por dar sentidos de conhecimento.

हृद्यम्- ह्रियते विषयेः हरति अहरति विषयानिति वा ।

3) Hrudayam:- Que é obtido a partir de qualquer matéria do universo.

मानसः – मनसः इदम् मानसम् ।

4) Manas:- O que está relacionado com a mente.

ESTRUTURA DO MANA

उभयात्मक मनः सु.शा.१/४

खादीन्यात्मा मनः कालो दिशश्च द्रव्यसंग्रहः । च.सु.१/४८

सेंद्रियं चेतनं द्रव्यं च.सु.१/४८

मनो मनोऽर्थो बुध्दिरात्मा चेत्यध्यात्मद्रव्यगुणसंग्रहः शुभाशुभप्रवृत्तिनिवृत्ति हेतुश्च । च.सू.८/१३

Manas actua como um Ubhayatmaka Dravya, pois funciona tanto como Dnyanendriya como Karmendriya. De acordo com o Nyaya - Vaisheshika, é um dos Karana Dravyas e é de natureza Anu, ou seja, atómica. Consiste em vários pontos de pensamentos, sentimentos e sensações. De acordo com Samkhya, é um dos dezasseis Vikaras, que se origina da combinação de Satvik e Rajas Ahamkara. Mas, de acordo com a Ayurveda, é Panchabhautik e a dieta Panchbhautik que temos todos os dias afecta Manas seguramente através de qualquer meio.

अचेतनं क्रियावच्च मनश्चेतयिता परः । युक्तस्य मनसा तस्य निर्दिश्यते विभोः क्रियाः ॥

चेतनावान् यतश्चात्मा ततः कर्ता निरुच्यते । अचेतनं मनः क्रियावदपि नोच्यते ॥ च.सू.१/७५,७६

Em geral, Mana é Achetan mas Kriyavan e todas as acções são realizadas quando este Mana Achetan se entrega ao Chetan Atma. Diz-se que Atma, como uma entidade Chetan, é o Karta de todos os Kriyas. Em vez disso, o Mana como um fator Achetan e Kriyavan; a menos e até que promova o Atma, qualquer tipo de Kriya ou Cheshta não pode ser realizado.

अतीन्द्रिय पुनर्मनः सत्वसंज्ञकं चेत इत्याहुरेके, तदर्थात्मासम्पत्तदायत्तचेष्टं चेष्टा प्रत्ययभूतमिन्द्रियाणाम् ।

च.सू.८/४

Sendo Mana um Indriya Ubhayatmaka, também é conhecido como Atindriya. Isto deve-se ao facto de não ser possível sentir Mana por qualquer meio visível, como acontece com outros Indriyas.

LOCALIZAÇÃO DA PSIQUE

LOCALIZAÇÃO (STHANA) DE MANA

षडंगमंगविज्ञानमिन्द्रियाण्यर्थपञ्चकम् ।

आत्मा च सगुणश्चेतश्चिन्त्यं च हृदि संश्रितम् ॥ च.सू.३०/४

हृदयम् चेतनास्थानमुक्तं सुश्रुत देहिनाम् । सु.शा.४/३३

Shadanga Sharira, Budhi, Indriya, Indriyartha, Atma, Mana e todos os Manoartha estão ao abrigo de Hridaya.

प्राणोऽत्र मूर्धगः । उरःकण्ठोचरो बुध्दिहृद्येन्द्रियचित्तधृक् ॥ अ.हृ.सू.१२/४

O local do Prana Vayu em Sharira é Shira, Murdha. Aqui o Prana Vayu executa o Dharana Karma de Budhi, Hridaya, Indriya e Mana.

कारणं सर्वबुध्दिनां चित्तं हृद्यसंश्रितम् ।

क्रियाणां चेतरासा च चित्तम् सर्वस्यकारणम् ॥ भेलसंहिता

शिरस्ताल्वान्तर्गतं सर्वेन्द्रियपरं मनः । भेलसंहिता

O órgão que é responsável por todos os tipos de sensações a serem percebidas através de Dnyanendriya e todos os tipos de Cheshta, Kriya (movimentos) executados pelos Karmendriyas é Mana que reside em Hridaya.

Mana também está situada entre Shira e Talu Pradesha, no interior de Sharira.

ATRIBUTOS DA PSIQUE

GUNA DE MANA

अणूत्वं अथ चैकत्वं व्दौ गुणौ मनसः स्मृतः । च.शा.१/१९

युगपज्ज्ञानानुत्पत्तिर्मनसो लिंगम् । न्या.सू.१/१६

Diz-se que Anutva e Ekatva são as duas Gunas de Manas. Anutva significa de natureza atómica. Isto indica a subtileza da mente, que é o seu estado para além da apreensão sensorial e motora. Ekatva significa unitário por natureza. Isto significa que não é uma parte de algo, mas um indivíduo em si.

स्वार्थेन्द्रियार्थसंकल्पव्याभिचारणाच्चानेकस्मिन् पुरुषे सत्वम्, रजस्तमः सत्वगुणयोगाच्च; न चानेकत्व, न ह्येकं कालमनेकेषु प्रवर्तते; तस्मानैककाला सर्वेन्द्रिय प्रवृत्तिः । यदगुणं चाभिक्ष्णं पुरुषमनुवर्तते सत्वं तत्सत्त्वमेवोपदिशन्ति मुनयो बाहुल्यानुशयात् ॥ च.सू.८/५,६

नानाविधानि खलु सत्वानि, तानि सर्वाण्येकपुरुषे भवन्ति, न च भवन्त्येककालं, एकं तु प्रायोवृत्याऽऽह ।

च.शा.३/१३

Um dos Guna de Mana é Anutva. Observa-se que, num mesmo período de tempo, Purusha pode ver um objeto, ouvir um som, sentir um gosto; isso significa que vários Indriyas desempenham suas respectivas funções ao mesmo tempo. Mas para a perceção de seus Indriyarthas há necessidade de Mana. Assim, é como se houvesse múltiplos Mana desempenhando suas respectivas funções num único Purusha.

Em Ayurveda afirma-se que Mana é único e todo esse mecanismo pode ser explicado através de Alatchakradarshan Nyaya e Utpalshatpatra Suchivedhan Nyaya. Isto significa que quando uma única agulha perfura um ramo de cem pétalas dispostas umas sobre as outras, em geral, é visto como se o ramo total fosse perfurado duas vezes apenas a partir do ponto de entrada e saída. Mas não é assim, a agulha perfura cada pétala frequentemente e numa fração de segundo, de modo que não é possível ver essa ação isoladamente. A mesma coisa acontece com o Mana e os múltiplos Indriyas. Mana se conecta com cada Indriya em uma fração de segundo, de modo que esse mecanismo não pode ser diferenciado.

GUNA DE MANA DE ACORDO COM VAISHESHIKA

परापरत्वे संख्याद्या: पंच वेगश्च मानसे । प्रशस्तपाद

De acordo com Vaisheshika, existem oito Gunas de Mana. Estas são as seguintes

1) Samkhya-

Existe apenas um Mana em cada Sharira.

2) Parimana-

Mana tem a natureza de Anu Parimana.

3) Pruthakatva-

Este é também um dos Guna de Mana e deve-se ao Ekatva de Mana na natureza.

4) Samyog, Vibhaga-

Para alcançar o conhecimento, há Vibhaga de Mana do Indriya previamente utilizado e Samyog com o outro Indriya para a perceção do conhecimento.

5) Paratva,Aparatva-

Este é também um dos Guna de Mana e deve-se ao facto de Mana ser um Nitya Dravya.

6) Sanskar-

Bhavana é o Sanskar a ser feito em Mana.

सत्व रजस्तमश्चेति त्रयो प्रोक्ता: महागुणा: । अ.सं.सू.१/२९

Mais uma vez, diz-se que as três constituições mentais, ou seja, Satva, Raja e Tama, também pertencem à mente. Diz-se que Satva é a única Guna de Mana, enquanto as outras duas são chamadas de Doshas. Todos os três tipos de Gunas estão presentes em todos nós em proporções variáveis. Estas Gunas mentais dos povos manifestam-se de acordo com as suas constituições físicas, o seu habitat social e a sua alimentação. Isto acontece porque as Gunas de Mana são diretamente influenciadas pelas Gunas dos alimentos consumidos e pela qualidade do ambiente circundante. Ao contrário de um Dosha, o Guna não é determinado à nascença, mas é moldado por factores como o ambiente e a alimentação. Assim, dependendo destas três qualidades, o Mana é também de três tipos iguais.

DOSHAS DE MANA

मानस: पुनरुद्दिष्टो रजश्च तम एव च । च.सू.१/५७

Diz-se que Raja e Tama são os dois Doshas de Manas. Estes manas Doshas, no seu excesso, enfraquecem as três forças de energia mental, nomeadamente dhi, dhruti e smruti, causando um funcionamento incorreto de Mana e do seu respetivo Indriya, também Indriyartha Sambandha. Isto é Asatmendriyartha Samyog que, por sua vez, conduz a Pradnyapradha. Devido a tudo isto, surgem muitas doenças psíquicas e somáticas.

Energias Mentais-

Dhi-

Significa inteligência. Apoia Manas na escolha correta das decisões a tomar em cada momento e mantém a mente afastada das coisas controversas.

Dhruti-

Significa, de facto, coragem. Evita que Manas tenha maus hábitos e que controle e se livre dessas coisas em vez de se render a elas.

Smruti-

Chama-se memória ou recordação.

LAKSHANA DE MANA

लक्षणं मनसो ज्ञानस्याभावो भाव एव च । सति हि आत्मेन्द्रियार्थानां सन्निकर्षे न वर्तते ॥

वैवृत्यान्मनसो ज्ञानं सान्निध्यातच्च वर्तते । च.शा.१/१८,१९

Num determinado momento, ter um sentido de perceção do conhecimento e não ter o mesmo é o Lakshana de Manas. O conhecimento é percepcionado quando existe uma correlação entre Atma, Indriya e o sujeito particular dos meios Indriya
Indriyartha, mas isso também só na presença de Manas. Mesmo que exista Atma, Indriya, Indriyartha mas não Mana, o conhecimento particular relativo ao respetivo Indriyartha não pode ser percepcionado.

EXAME DO ESTADO EMOCIONAL

MANOBALA (SATVA PARIKSHA)

Ao indicar o Rogi- Pariksha, dá-se igual importância ao Satva Pariksha. Sattva foi considerado o constituinte essencial da vida e reconhecido como um dos principais factores determinantes da personalidade humana.

सत्त्वमुच्यते मनः। तच्छरीरस्यतन्त्रकमात्मसंयोगात् । तन्निविधंबलभेदेन–प्रवरं, मध्यमं, अवरंचेति ॥

च. वि. ८/११९

Sattva é chamado Mana e regula o corpo devido à sua associação com a alma. Dependendo da sua força, é de três tipos, ou seja, Pravara (Superior), Madhyama (Medíocre) e Avara (Inferior).

Por conseguinte, as pessoas também têm Pravara, Madhyama e Avara Sattvabala.

तत्रप्रवरसत्त्वाः सत्त्वासारास्वेसारेषुपदिष्टाः; स्वल्पशरीरा ह्यपि तेनिजागन्तुनिमिन्तासु

महतिष्वपिपीडास्वव्यथादृश्यन्तेसत्त्वगुणवैशेष्यात् । च. वि. ८/११९

Entre eles, os que têm Pravara Sattva são, de facto, Sattva Sara com Sattva como essência e foram descritos em contextos de Saras.

स्मृतिमन्तोभक्तिमन्तः कृतज्ञाः प्राज्ञाः शुचयोमहोत्साहा दक्षा धीराः समरविक्रान्तयोधिनस्त्यक्तविषादाः

सुव्यवस्थितगति – गम्भीरबुद्धिचेष्टाः कल्याणभिनिवेशिनश्चसन्त्वसाराः । च. वि. ८/११०

As pessoas que têm Sattva como essência são dotadas de memória, devoção, são gratas, sábias, puras, corajosas, hábeis, resolutas, lutam em batalhas com os poderosos, estão livres de ansiedade, têm um intelecto e actividades bem dirigidas e sérias e estão empenhadas em actos virtuosos.

As pessoas Pravara Sattva, apesar de possuírem um corpo curto, são vistas impassíveis mesmo em aflições severas - inatas ou exógenas, devido à predominância da qualidade Sattva.

मध्यसत्त्वास्त्वपरानात्मन्युपनिधाय संस्तम्भयन्त्यात्मनात्मानं परैर्वाऽपि संस्तम्भ्यन्ते; हीनसत्त्वास्तु नात्मनानापि

परैः सत्त्वबलं प्रति....... मरणमिति । च. वि. ८/११९

Aqueles que têm Madhyama Sattva sustentam-se a si próprios por iniciativa de outros ou inteiramente por outros. Mas aqueles que possuem Avara Sattva não se podem sustentar nem por si próprios nem pelos outros, embora tenham uma grande estatura, são incapazes de suportar até mesmo uma dor ligeira, estão associados ao medo, à mágoa, à ganância, à confusão e à presunção e mesmo durante narrativas ferozes, assustadoras, desagradáveis, repugnantes e feias ou ao olharem para a carne ou o sangue animal ou humano, ficam aflitos com ansiedade, tez anormal, desmaios, insanidade ou caem no chão ou até sucumbem à morte.

Não se pode dizer que um homem será forte devido à sua robustez ou que um homem será fraco porque é magro. O temperamento ou o estado mental dos seres humanos também devem ser estudados com muito cuidado, a fim de estimar o poder de resistência, a sua capacidade para diferentes tipos de trabalho, o seu estado emocional e a possibilidade ou não de cura de uma doença.

OBJECTOS E FUNÇÕES DA PSIQUE

OBJECTOS DE MANA

चिन्त्यं विचार्यमूह्यं च ध्येयं संकल्पमेव च । यत्किंचित् मनसो ज्ञेयं तत् सर्वं ह्यर्थसंज्ञकम् ॥

च.शा.१/२०

चिन्त्यं कर्तव्यतया अकर्तव्यतया वा यन्मनसा चिंत्यते । विचार्य उपपत्ति- अनुपपत्तिभ्यां यद् विमृश्यते । उह्यं च यत् संभावनया उह्यते 'एवमेतद् भविष्यति' इति । ध्येयं भावनाज्ञान विषयम् । गुणवत्तया दोषवत्तया वा अवधारणविषयम् । यत् किंचिद् इत्यनेन सुखाद्यनुक्तविषयावरोधः । मनसो ज्ञेयमिती इंद्रियनिरपेक्षमनोग्राह्यम् एते च मनोऽर्थाः शब्दादिरुपा एव । ....सुखादयस्तु शब्दादिव्यतिरिक्ता मनोऽर्था बुद्धिभेदग्रहणेनैव ग्राह्याः ।

चक्रपाणि

Tal como um órgão dos sentidos, também o Manas tem os seus próprios objectos. Um contacto adequado leva o indivíduo a praticar actos virtuosos e a abster-se de actos pecaminosos, conduzindo a um estado de equilíbrio e saúde mental. Pelo contrário, um contacto excessivo, deficiente e errado leva o indivíduo a fazer o contrário, o que resulta em perturbações de Manas.

As Manas têm o seu próprio conjunto de objectos e precisam de ser impedidas de entrar em contacto com esses objectos prejudiciais, para conseguir o controlo das Manas, que constitui uma parte importante da psicoterapia.

1) Chintyam(Cerebração)-

Significa de facto pensar, ponderar, considerar, deliberar e meditar. Refere-se essencialmente ao processo de pensamento e representa o que pode ser designado como o aspeto cerebral do pensamento. Um pensamento inadequado influencia o processo de tomada de decisão e pode resultar numa ação inadequada. É a função principal e mais importante do Manas, que pode influenciar outras actividades.

2) Vicharyam(Circunspeção)-

Compromete-se a examinar uma determinada solução e considera uma disputa lógica para a discriminação. Desempenha um papel importante na tomada de decisão final.

3) Uhyam(Cogitação)-

É um palpite baseado na vida. É uma suposição e uma inferência que se chega através do raciocínio. É também uma compreensão alcançada através da consideração de provas numa determinada solução.

4) Dhyeyam(Contemplação)-

É uma meditação religiosa, uma intuição divina. Dhyanam é uma representação mental dos atributos pessoais da divindade.

FUNÇÕES DE MANA

इन्द्रियाभिग्रहः कर्म मनसः स्वस्य निग्रहः । ऊहो विचारश्च ततः परं बुद्धिः प्रवर्तते ॥ च.शा.१/२१

यदा तु मनसि क्लान्ते कर्मात्मानः क्लमान्विताः । विषयेभ्यो निवर्तन्ते तदा स्वपिति मानवः ॥ च.सू.२१/३५

Entrar em contacto com o objeto no ambiente externo para perceber a sensação e obter o conhecimento dos Dnyanendriyas, entrar em contacto com os desejados; despojar-se de, livrar-se das coisas indesejáveis; analisar e pensar; tirar uma inferência sobre qualquer coisa ou objeto são os principais Karyas de Mana.

Promover ou motivar os Karmendriyas a realizar os Karmas desejados, perceber as sensações e obter conhecimento através dos Dnyanendriyas, entregando-os aos respectivos Indriyarthas, são também os Karyas de Mana. Estudar a relação causa-efeito em relação a qualquer coisa ou objeto e pensar sobre o mesmo são também os Karyas de Mana.

A) INDRIYA ABHIGRAHA (PERCEPÇÃO DOS SENTIDOS OU FUNÇÃO SENSORIAL)-

Promover os Indriyas, fazer os seus respectivos Karmas, entregando-os aos seus respectivos Indriyartha é conhecido como Indriyabhigraha. Quando não há qualquer Vikruti em Mana, Atma, Indriya e no próprio Indriyadhishtan, então o Ubhayatmaka Indriya Mana é entregue a esse respetivo Indriya e promove-o a fazer o Karya em conformidade. Assim, o conhecimento relativo a Shabda, Sparsha, Rupa, Rasa, Gandha é percebido através do Dnyanendriya enquanto o Karma como Gamana, Dharana, Vaka Pravrutti, Mala-Mutra Visarjana, Maithun são realizados pelos Karmendriyas apenas com a ajuda de Mana.

मन:पुर:सराणिन्द्रियार्थग्रहणसमर्थानि भवन्ति । च.सू.८/७

B) SWASYANIGRAHA(FORÇA DE VONTADE FORTE)-

Para a perceção de Indriyartha, o Mana deve ser entregue ao Indriya. Mas no caso, se o Indriyartha é Ahitkara, então a perceção de tal Ahitkara Indriyartha causa Dukhaprapti. Mana tem a sua própria propriedade para controlar por si mesmo e ficar desprovido da perceção de tal Ahitkara Indriyartha. Este Karya de Mana é possível devido à Dharanshakti de Mana, que significa Dhruti. Dhruti denota auto-controlo, forte força de vontade. Dhruti ou Dheerta é a excelente Guna de Satva e Satva assemelha-se a Sara. Em condições de distrações, tentações, atrações também, o Mana é estável, não flutua, isso reflete o Dheerta Lakshana de Mana. Mas, pelo contrário, quando este Dhruti Shakti de Mana é adulterado com o Raja e Tama Dosha de Mana, então o Mana perde o seu controlo e entrega-se a tal Ahitkara e Indriyartha indesejável.

C) UHYA (RACIOCÍNIO, DISCRIMINAÇÃO)-

Analisar o efeito de qualquer coisa ou objeto e pensar e tirar conclusões sobre o mesmo é conhecido como Uhyam. Em suma, é o método para obter a perceção do conhecimento, chegando a qualquer conclusão depois de tirar conclusões sobre esse objeto específico. Mas o conhecimento obtido é duvidoso.

Depois de ter a sensação e a perceção do conhecimento, o Mana começa o processo de pensar sobre ele. Depois de analisar minuciosamente e desenvolver um pensamento sobre o assunto, após passar por qualquer lógica, chega a uma conclusão final com base nesta inferência e toma a decisão com a ajuda do melhor dos seus poderes mentais.

D) VICHAR (PENSAR, CONTEMPLAR)

Uma vez que a sensação é percebida, o conhecimento adquirido é armazenado e recuperado sempre que necessário sob a forma de memória. Até lá, passa por várias fases de pensamento e contemplação sobre a mesma coisa. Depois de analisar essa sensação particular de todos os pontos de vista, só o Mana chega a uma decisão final sobre ela. Portanto, este processo de pensar muitas vezes antes de chegar a uma decisão é o Vichar ou Vivek Karma de Mana.

Em suma, depois de Vikalpa, Uhya, Chintana, Dhyana e Guna Dosha Vivechana de qualquer objeto, o Mana dá a sua decisão final de Hita ou Ahita e age em conformidade.

MANOVAHA STROTAS

Na Ayurveda, o conceito independente de Manovaha Strotas não é explicado em lado nenhum, mas existem algumas referências clássicas que mencionam Manovaha Strotas.

मनसस्तु यद्यपि नित्यत्वेनं व पोष्यं, तथापि तस्येन्द्रियप्रदेशगमनार्थं स्त्रोतोऽस्त्येव । तच्च मन:

प्रभृतीनामतीन्द्रियाणां कृत्स्नमेव शरीरं स्त्रोतोरुप वक्ष्यति । च.वि.५/३ वर चक्रपाणि

Mana é Nitya Dravya, portanto não há necessidade de qualquer outro Dravya para circular e nutrir Mana. Assim, não existe tal Manovaha Strotas. Mas para a perceção de Indriyartha, Mana deve se entregar a vários Indriyas de Sharira e em diferentes Adhishtanas. Assim, Mana circula até lá e se entrega aos respectivos Indriyas para perceber o conhecimento. Aqui o Mana como um Atindriya vagueia por todo o Sharira para Indriya Samyog. É por isso que todo o Sharira parece ser um Strotas ou Strotorupa para Mana, e assim o Manovaha Strotas.

Apesar de toda a Sharira ser strotorupa ou adhishtana de Mana, o Chetana dhatu encontra-se apenas em Hridaya. Assim, a extensão dos strotas de Manovaha é toda a Sharira com o seu local especial como Hridaya e também os Dashavidha dhamnis ashrita de Hridaya.

मनोवहन मार्ग:,मनोवहानि स्त्रोतांसि यद्यपि प्रथङ्नोक्तानि तथापि मनस: केवलं चेतनावच्छरीर अयनभूतं इत्यभिधानात्सर्वं शरीरस्त्रोतांसि गृह्यते,विशेषेण तु हृद्याश्रितत्वान्मनस्तेदाश्रिता दश धमन्यो मनोवहा:अभिधियन्ते । चक्रपाणि

Alguns clássicos da Ayurveda também revelaram o conceito de Manovaha Strotas e indicaram o Sthana do mesmo como Sira, Dhamni e Samdnyavaha Nadis. Isto porque estes são os canais através dos quais o Mana pode obter o Indriya e percecionar o conhecimento sob a forma de Indriyartha.

संज्ञावहनाडी शब्दनशिराधमनीस्त्रोतसां ग्रहणमित्याहु यतस्तैमनि इन्द्रियोदेशे प्रणिती ।

माधव निदान वर मधुकोश टिका १७

Alguns comentadores também afirmaram que o Chetana ou Samdnya é propagado através dos Samdnyavaha Nadis em todo o Sharira. É por isso que o Manovaha Strotas também é conhecido como Samdnyavaha Strotas.

संज्ञावहानिति संज्ञाहेतुमनोहकानि च.सू.२४/२५- चक्रपाणि

Na Ayurveda, o Manovaha Strotas não é mencionado de forma independente, mas também alguns dos Manas Vikaras revelam a aceitação do Manovaha Strotas. Acharya Charaka no Samprapti de Unmad Roga tinha explicado que o Sharira Dosha vicia e entra nos Manovaha Strotas levando a alterar o Chitta (sensorium) de Purusha causando finalmente o Unmad Vyadhi.

स्त्रोतांस्यधिष्ठाय मनोवहानि प्रमोहयन्त्याशु नरस्य चेत: । च.चि.९/५

मनोवहानां पूर्णत्वाद् दोषेरतिबलैस्त्रिभि: ।

स्त्रोतसां दारुणान् स्वप्नान् काले पश्यति दारुण ॥ च.इ.५/४१

Também Acharya Charaka mencionou que uma pessoa tem sonhos graves no período crítico devido ao enchimento dos canais de transporte da mente (Manovaha Strotas) por um poder excessivo de todos os três Sharira Doshas.

TIPOS DE MANA

त्रिविधं खलु सत्वं-शुध्दं, राजसं, तामसमिति ।

तत्र शुध्दमदोषमाख्यातं कल्याणांशत्वात्,राजसं सदोषमाख्यातं रोषांशत्वात्, तामसमपि सदोषमाख्यातं मोहांशत्वात् ॥ च.शा.४/३६

तत्र सत्वबहुलमाकाशं, रजो बहुलो वायु: सत्वरजोबहुलोऽग्नि: सत्वमतोबहुलो आप:; तमोबहुला पृथिवीति । सु.शा.१/२०

सत्वबहुलमाकाशं प्रकाशकत्वात् रजोबहुलो वायुश्चलत्वात् सत्वरजोबहुलोऽग्नि: प्रकाशकत्वाच्चलत्वाच्च सत्वतमोबहुला आप: स्वच्छत्वात् प्रकाशकत्वात् गुरुत्वादारणत्वाच्च तमोबहुला पृथिवी अत्यंतावरकत्वात् । सु.शा.१/२० – डल्हण टिका

सत्वं प्रकाशकं विध्दि रजश्चापि प्रवर्तकम् । तमो नियामकं प्रोक्तमन्योन्यमिथुनप्रियम् ॥ का.सं.सू.२८

सत्वं सुखं संञ्जायति रज: कर्माणि भारत । ज्ञान्मावृत्य तु तम: प्रमादे संज्ञयत्युत ॥

श्रीमदभगवद् गीता १४/९

O Mana é o parceiro igual do corpo em termos de saúde e felicidade. Tal como as constituições físicas, existem três constituições mentais que variam em natureza. Estas são Satva, Rajas e Tamas. Por isso, diz-se que o Manas é de três tipos, ou seja, Satvik, Rajasik e Tamasik.

Os Manas Bhavas são de diferentes tipos, como Kama, Krodha, Harsha, Utsaha, Bhiru, etc., mas os Manas Bhavas são principalmente classificados em três tipos, ou seja, Satvik, Rajasik e Tamasik.

A) Satvik-

As pessoas de Satvik Manopravrutti são naturalmente inteligentes e têm uma boa memória. São satisfeitas, calmas, gentis, bem-educadas, educadas e prestáveis para com todos. Normalmente, possuem uma natureza positiva, demonstram generosidade, bondade, abertura, justiça e frontalidade. As pessoas Satvik vêem a vida como uma experiência de aprendizagem produtiva e não se ressentem da sua posição, nem guardam rancor dos outros. As pessoas com Satvik guna são classificadas em sete tipos

1) **Brahma-** Estes povos são limpos, fiéis à sua palavra, têm controlo sobre ela, são dotados de saber, falar, compreender e contradizer. Essas pessoas são desprovidas de paixão, raiva, ganância, confusão, inveja, intolerância e iguais a todas as criaturas.
2) **Mahendra -** Aquele que tem supremacia e as suas palavras são agradáveis, corajosas, vigorosas, subjugadoras, ação desobstruída, devotado à virtude, à riqueza e ao prazer.
3) **Varuna-** Estas pessoas são corajosas, limpas, pacientes, não gostam de sujidade, dedicam-se ao sacrifício, gostam de raiva oportuna e de pacificação.
4) **Yamya- Estas** pessoas actuam em momentos oportunos, sem inveja, apego, confusão. Dotadas de prontidão e memória.
5) **Kubera-** Estas pessoas são dotadas de posição, presunção, prazer. Constantemente envolvidos em virtude, riqueza e prazer. São limpos, manifestam raiva e favorecimento.
6) **Gandharva -** São especialistas em dança, música e em tocar instrumentos musicais, malabarismo com palavras, poesia, histórias, história e épicos. Dedicados aos perfumes, grinaldas, curativos, prazeres com as mulheres.
7) **Aarsha -** Estas pessoas estão empenhadas em sacrifícios, estudos, oblações e celibato, devotadas aos convidados, superaram o orgulho, a presunção, o apego, a aversão, a ganância e a raiva. Dotados de poder de imaginação, fala, compreensão e retenção.
8) **Rajasik-**

As pessoas Rajasik são dinâmicas e procuram controlar e dominar os outros. Têm uma inteligência média e uma memória variável e procuram o poder, o estatuto, a fama, a riqueza e o reconhecimento. As pessoas Rajasik nunca estão satisfeitas com a sua posição, esforçam-se sempre por acumular mais e mais e gostam de exibir os seus bens. São extremamente determinadas, manipuladoras, egoístas, rudes, arrogantes, zangadas e orgulhosas e respondem normalmente com irritação aos estímulos externos. As pessoas com Rajasik guna são classificadas em sete tipos

1) **Asura -** São corajosos, violentos, amargos de costas, supremacia, enganadores, ferozes, cruéis, auto promissores.
2) **Rakshasa-** São intolerantes, têm raiva contínua durante muito tempo, atacam os pontos fracos dos outros, gostam de comer em excesso, têm mais desejo de carne, entregam-se ao sono, aos esforços físicos e são invejosos.

3) **Paishachika-** Estas pessoas são gulosas, gostam de mulheres, desejam encontrar-se com elas na privacidade, são sujas, não gostam de limpeza, são tímidas, usam habitualmente formas e comportamentos alimentares anormais.
4) **Sarpa -** Estas pessoas são corajosas quando estão zangadas e tímidas quando não estão, são perspicazes, exercitam-se, dedicam-se à comida e aos passatempos.
5) **Preta -** Têm problemas de conduta, de comportamento e de gestão; são de natureza maledicente, gananciosos, rancorosos e não têm capacidade de discriminação.
6) **Shakuna-** São apaixonados, constantemente entregues à comida e aos passatempos, impiedosos, intolerantes instáveis.

C) Tamasik-

Estas pessoas de Tamasik guna são ignorantes, preguiçosas e medrosas e têm uma memória fraca, são insensíveis, grosseiras, imortais ou violentas. Mostram pouco ou nenhum desejo de melhorar física ou mentalmente ou não têm força de vontade e disciplina para o fazer. Têm pouca ou nenhuma fé em Deus. São desonestos, não têm iniciativa, têm hábitos desordenados, têm um interesse mínimo pelos actos espirituais. Dormem muito e não se despertam facilmente do sono, sendo geralmente sedentários. As pessoas com Tamasik guna são classificadas em três tipos

1) **Pashava-** Têm pouca inteligência, comportamento animalesco, desobedientes. Exageram no sono e no sexo.
2) **Matsya-** São tímidos, imprudentes, gulosos e instáveis, constantemente sob o domínio da paixão e da raiva, de natureza mutável. Têm um desejo constante de água e de ambientes aquáticos.
3) **Vanaspatya-** Caracterizam-se pela ingestão de quantidades excessivas de alimentos em qualquer altura e não mostram qualquer interesse pela educação e pelas outras pessoas que os rodeiam.

Capítulo 5

MANAS BHAVA - TONS DE EMOÇÃO

Manas Bhava Utpatti-

Mana tem três Gunas especiais conhecidas como Satva, Raja e Tama. Com base nestas três Gunas, o Mana é também de três tipos semelhantes: Satvik, Rajasik e Tamasik. Satvik é puro e desprovido de defeitos e tem caraterísticas Kalyanshakari. Enquanto os outros dois, Rajas e Tamas, são chamados Doshas de Mana. A viciação e o desequilíbrio destes conduzem a vários Manas Bhavas e Manas Vikaras, tais como Kama (desejo), Krodha (raiva), Lobha (ganância), Moha (paixão), Irsha (inveja), Mana (arrogância), Shoka (tristeza), Chinta (preocupação), Bhaya (medo), Harsha (excitação).

रजतमश्च मानसौ दोषो । तर्योविकारा: कामक्रोधलोभमोहेर्ष्यामानमदशोकचित्तो(न्तो)व्देगभयहर्षादय: ।

च.वि.६/५

ईर्ष्यामान भय क्रोध लोभ मोह मद भ्रम: । तज्जं वा कर्म यत् क्लिष्टं क्लिष्टं यद्देहकर्म च ॥

यच्चान्यदीदृशं कर्म रजोमोहसमुत्थितम् । च.शा.१/१०७,१०८

Também foi dito anteriormente que o dosha Rajas de Mana é de Preraka Dharma. Isto significa que Raja tem uma propriedade de promoção, motivação. Em vez disso, apenas o Tama dosha de Mana não pode conduzir a Utpatti de Manas Bhava ou Vikaras. Raja Dosha depois de promover Tamas Dosha de Mana, ambos levam à formação de múltiplos Manas Bhavas.

नियतस्त्वनुबन्धो रजस्तमसो: परस्परं न ह्यरजस्कं तम: प्रवर्तते । च.वि.६/९

Todos os Manas Bhavas acima mencionados podem ser amplamente classificados em duas classes - Iccha e Dvesha. O desejo de alcançar qualquer coisa em particular é conhecido como Iccha ou Vishayasakti, enquanto o não desejo, o desinteresse por qualquer coisa em particular é conhecido como Dvesha ou Anasakti.

मानसास्तु क्रोधशोकभयहर्षविषादेर्ष्याभ्यसुयादैन्यमात्सर्यकामलोभप्रभृतय इच्छाव्देषभेदैर्भवन्ति ।

सु.सू.१/२४/३

Assim, os Manas bhavas dependem, em última análise, apenas dos Satva, Raja e Tamo Gunas de Mana.

त्रिविधं खलु सत्वं-शुध्दं,राजसं, तामसमिती । तत्र शुध्ददोषमाख्यातं कल्याणांशत्वात्, राजसं

सदोषमाख्यातं रोषांशत्वात्, तामसमपि सदोषमख्यातं मोहांशत्वात् । च.शा.४/३६

सात्विकास्तु-आनृशंस्य संविभागरुचिता तितिक्षा सत्यं धर्म आस्तिक्यं ज्ञानं बुध्दिर्मेधास्मृतिर्धृतिरनभिङ्गश्च ।

राजसास्तु-दु:खबहुलताऽटनशीलताऽधृतिरहंकार आनृतिकत्वमकारुण्यं दम्भो मानो हर्ष: कामक्रोधश्च ।

तामसास्तु-विषादित्वं नास्तिक्यधर्मशीलता बुध्देर्निरोधोऽज्ञानं दुर्मेधस्त्वमकर्मशीलता निद्रालुत्वं चेति ॥

सु.शा.१/१८

Vata, Pitta e Shleshma, estes três Sharira Doshas, em coordenação, constituem o Deha Prakruti, do mesmo modo que o Satva, Raja e Tama Guna de Mana constituem o Manas Prakruti. Este Manas

Prakruti, composto pelos três Manas Gunas, reflecte os Manas Bhavas no indivíduo em particular, assemelhando-se devidamente às caraterísticas dc Satva, Raja e Tama Guna.

1) Kama (luxúria):-

काम इन्द्रियार्थेष्वभिकांक्षा । सु.सू.१/२४/३ – डल्हण टिका

Kama significa, de facto, o desejo ou a afinidade de ganhar alguma coisa ou, especialmente, sobre Indriyartha.

Este Manas Bhava é formado devido ao Rajo Guna. Devido a este Manas Bhava, Purusha tende a permanecer conectado com o objeto particular ou Indriyartha.

2) Shoka (Luto):-

शोक: पुत्रादिवियोगो चित्तोव्देग: सु.सू.१/२४/३ – डल्हण टिका

Shoka Manas Bhava significa sentimento de depressão devido à perda ou ausência de um ente querido ou de qualquer coisa em particular.

शोक: शोषणानां श्रेष्ठं: । च.सू.२५/४०

Os clássicos da Ayurveda revelam que Shoka é o Manas Bhava considerado superior aos outros Bhavas que conduzem Shosha.

3) Bhaya (Medo):-.

भयं परस्मात्त्रास: सु.सू.१/२४/३ – डल्हण टिका

भयं उपकारकानुसंधानजं दैन्यम् च.सू.७/२७ – चक्रपाणि

Este Manas Bhava significa sentimento de medo ou insegurança em relação a qualquer coisa ou objeto em particular.

Manas Bhava, Bhaya indica Daurbalya de Mana.

Devido a este Manas Bhava em particular, há um aumento de Sveda Pravrutti e também de Jatharagni Dushti.

4) Krodha (Raiva):-

क्रोध: परभिद्रोहलक्षण: सु.सू.१/२४/३ –डल्हण टिका

क्रोध: प्रव्देषो येन प्रज्वलितमिव आत्मानं मन्यते । च.सू.७/२७ – चक्रपाणि

अभिद्रोह: परपीडाया प्रवृत्ति: । च.सू.७/२७ – चक्रपाणि

Este Manas Bhava significa sentimento de raiva, cólera ou agressão. Este Manas Bhava desenvolve-se a partir de Rajo Guna.

5) Harsha(Felicidade):-

हर्ष उत्सेक: निर्निमित्तमन्यस्य दोषोत्पादनेनात्मन: प्रीतिजननं वा हर्ष:। सु.सू.१/२४/३–डल्हण टिका

Harsha significa prazer, alegria. Este Manas Bhava conduz a Sukhanubhuti em Mana.

हर्षम् आमोदेन परिक्षेत् च.वि.४/८

Harsha, este Manas Bhava é examinado com base na felicidade espiritual.

हर्ष: प्रीणनानां श्रेष्ठ: च.सू.२५/४०

Também se diz que Harsha Manas Bhava é superior a todos os Bhavas responsáveis por Prinana.

6) **Vishad (Depressão):-**

वाक् कायचित्तावसादो विषादः । सु.क ३/२१ – डल्हण टिका

असिध्दिभयव्दिविधेषु कर्मसुसादोऽप्रवृत्तिः विषादः । सु.सू.१/२४/३ – डल्हण टिका

Este Manas Bhava em particular significa hesitação em iniciar qualquer Karya com medo do seu sucesso ou depressão.

विषादोरोग वर्धनानां । च.सू.२५/४०

Os clássicos da Ayurveda mencionaram que o Vishad Bhava é o superior de todos os Bhavas responsáveis pelo Vyadhi Vruddhi.

Neste Manas Bhava ocorre o Jatharagni Dushti, que conduz a um Pachana Prakriya incorreto, levando à perda de apetite e ao Dhatukshaya.

7) **Lobha(Ganância):-**

लोभः परस्वग्रहणाभिलाषः सु.सू.१/२४/३ – डल्हण टिका

Significa, de facto, ganância.

A avareza é o desejo desordenado de possuir riquezas, bens ou objectos com a intenção de os guardar para si próprio mais do que para as suas necessidades.

8) **Moha(Confusão):-**

मोहो विगतचित्तता । सु.सू.१/२४/३ – डल्हण टिका

Moha significa paixão ou confusão para fazer qualquer trabalho. Este Manas Bhava é desenvolvido pelo Tamo Guna.

Devido a este Manas Bhava, existe uma perceção incorrecta do conhecimento e falta de compreensão.

9) **Irsha(Ciúme):-**

ईर्ष्या परसंपत्तावसहिष्णुता । सु.सू.१/२४/३ – डल्हण टिका

समाने द्रव्य परसंबंध प्रतिषेधेच्छा ईर्ष्याः । च.सू.७/२७ – चक्रपाणि

Este Manas Bhava significa inveja, sentimento de ciúme.

É o desejo de possuir riqueza, objectos, vendo-os com outros. Este Manas Bhavas é devido à viciação de Rajas Guna de Mana. A Rajo Guna, devido à propriedade de promoção ou agitação, inicia o sentimento de inveja ou ciúme.

10) **Asuya(Inveja):-**

छिद्रान्वेषितया परगुणेषु दोषारोपणमसुया । सु.सू.१/२४/३ – डल्हण टिका

Este Manas Bhava significa a natureza de Purusha que morde as costas.

Devido a este Manas Bhava particular, a pessoa começa a sentir inveja e começa a realçar as coisas negativas, as desvantagens ou tenta encontrar qualquer coisa errada nos outros.

11) **Mana(Orgulho):-**

मानः सदसदगुणाध्यारोपेणात्मन्युत्कर्षप्रत्ययः । च.सू.७/२७ –चक्रपाणि

Mana significa presunção. Significa possuir um excesso de autoestima ou de confiança em si próprio.

12) **Shila (Praticar):-**

Este Manas Bhava significa qualquer ingestão habitual ou seguir algo habitualmente.

13) Dvesha (Ódio):-

Significa aversão a qualquer coisa ou a qualquer princípio. Também significa opor-se ou odiar uma determinada coisa ou princípio.

INTELIGÊNCIA EMOCIONAL

Definição:-

Uma forma de inteligência relacionada com o lado emocional da vida, como a capacidade de reconhecer e gerir as próprias emoções e as dos outros, de se motivar e de controlar os impulsos, e de gerir eficazmente as relações interpessoais.

- Criada por Daniel Goleman, psicólogo, designa o conjunto de caraterísticas/habilidades relacionadas com o lado emocional da vida.
- Principais componentes da inteligência emocional: conhecer as nossas próprias emoções, gerir as nossas próprias emoções, motivarmo-nos, reconhecer as emoções dos outros e gerir as relações.

A inteligência emocional é o potencial inato para sentir, utilizar, comunicar, reconhecer, recordar, aprender com, gerir e compreender as emoções. -Hein, junho de 2005.

A capacidade de compreender a informação emocional e de raciocinar com as emoções, mais especificamente, a inteligência emocional divide-se em quatro áreas

1) A capacidade de percecionar com precisão as emoções.
2) A capacidade de utilizar as emoções para facilitar o pensamento.
3) A capacidade de compreender os significados emocionais.
4) A capacidade de gerir as emoções.

-Mayer e Salovey (1990)

MEDIDAS DE INTELIGÊNCIA EMOCIONAL

A) COMPETÊNCIA PESSOAL

1) AUTO-CONSCIÊNCIA

1. **Consciência emocional -** As pessoas com esta competência: Sabem que emoções estão a sentir e porquê Percebem as ligações entre os seus sentimentos e o que pensam e dizem Reconhecem como os seus sentimentos afectam o seu desempenho Têm uma consciência orientadora dos seus valores e objectivos.
2. **Autoconfiança - As pessoas** com esta competência: Apresentam-se com autoconfiança; têm "presença" São capazes de exprimir opiniões impopulares e de defender o que é correto São decisivas, capazes de tomar decisões acertadas apesar das incertezas e das pressões.

2) AUTO-REGULAÇÃO

1. **Auto-controlo - As pessoas** com esta competência Gerem bem os seus sentimentos impulsivos e emoções angustiantes Mantêm-se compostas, positivas e imperturbáveis mesmo em momentos difíceis Pensam claramente e mantêm-se concentradas sob pressão.
2. **Confiabilidade e conscienciosidade -Pessoas** com esta competência: Confiança - Actuam eticamente e estão acima de qualquer suspeita Criam confiança através da sua fiabilidade e autenticidade Admitem os seus próprios erros e confrontam as acções pouco éticas dos outros Tomam posições duras e baseadas em princípios, mesmo que sejam impopulares.

3) MOTIVAÇÃO

1. **Orientação para a realização - As pessoas** com esta competência São orientadas para os resultados, com uma grande vontade de atingir os seus objectivos e padrões Estabelecem objectivos desafiantes e assumem riscos calculados.

Procurar informação para reduzir a incerteza e encontrar formas de fazer as coisas melhor Aprender a melhorar o seu desempenho.

2. **Compromisso -As pessoas** com esta competência: Fazem prontamente sacrifícios para atingir um objetivo organizacional mais amplo Encontram um sentido de propósito na missão mais ampla Utilizam os valores fundamentais do grupo para tomar decisões e clarificar escolhas Procuram ativamente oportunidades para cumprir a missão do grupo.
3. **Iniciativa e otimismo -Pessoas** com esta competência: Iniciativa: Estão prontas para aproveitar as oportunidades Perseguir objectivos para além do que é exigido ou esperado delas Ultrapassar a burocracia e contornar as regras quando necessário para realizar o trabalho Mobilizar os outros através de esforços invulgares e empreendedores.

B) COMPETÊNCIA SOCIAL

1) EMPATIA

1. **Compreender os outros - As pessoas** com esta competência Estão atentas a sinais emocionais e ouvem bem Mostram sensibilidade e compreendem as perspectivas dos outros Ajudam com base na compreensão das necessidades e sentimentos dos outros.

2) APTIDÕES SOCIAIS

1. **Influência - As pessoas** com esta competência: Utilizam estratégias complexas, como a influência indireta, para criar consenso e apoio Orquestram eventos dramáticos para defender eficazmente um ponto de vista.
2. **Comunicação -As pessoas** com esta competência são eficazes a dar e receber, registando sinais emocionais para sintonizar a sua mensagem Lidam com questões difíceis de forma direta Ouvem bem, procuram a compreensão mútua e aceitam a partilha de informação de forma completa Promovem a comunicação aberta e mantêm-se receptivas às más e às boas notícias.
3. **Gestão de conflitos - As pessoas** com esta competência: Lidam com pessoas difíceis e situações tensas com diplomacia e tato Detectam potenciais conflitos, expõem os desacordos e ajudam a desanuviar Incentivam o debate e a discussão aberta Orquestram soluções vantajosas para todos.

TERAPIA COMPORTAMENTAL EMOTIVA RACIONAL ("REBT")

A terapia racional emotiva comportamental, também conhecida como REBT, é um tipo de terapia cognitivo-comportamental desenvolvida pelo psicólogo Albert Ellis. De acordo com Ellis, "as pessoas não são perturbadas pelas coisas, mas sim pela sua visão das coisas".

Teoria subjacente à Terapia Racional Emotiva Comportamental

A terapia racional emotiva comportamental ("REBT") considera os seres humanos como "responsavelmente hedonistas", no sentido em que se esforçam por permanecer vivos e por alcançar um certo grau de felicidade. No entanto, também defende que os seres humanos são propensos a adotar crenças e comportamentos irracionais que os impedem de atingir os seus objectivos e propósitos. Muitas vezes, estas atitudes ou filosofias irracionais assumem a forma de "deveres", "deveres" ou "deveres" extremos ou dogmáticos, que contrastam com desejos, vontades, preferências e vontades racionais e flexíveis. A presença de filosofias extremas pode fazer toda a diferença entre emoções negativas saudáveis (como a tristeza, o arrependimento ou a preocupação) e emoções negativas não saudáveis (como a depressão, a culpa ou a ansiedade). Por exemplo, a filosofia de uma pessoa depois de sofrer uma perda pode assumir a forma de: "É lamentável que esta perda tenha ocorrido, embora não haja nenhuma razão real para que não devesse ter ocorrido. É triste que tenha acontecido, mas não é terrível, e eu posso continuar a funcionar". Outra pode assumir a forma de: "Isto não devia mesmo ter acontecido e é horrível que tenha acontecido. Estas circunstâncias são agora intoleráveis e não consigo continuar a funcionar." A reação da primeira pessoa é suscetível de conduzir à tristeza, enquanto a segunda pode estar a caminho da depressão. O mais importante de tudo é que a REBT sustenta que os indivíduos têm o poder de mudar profundamente as suas crenças e filosofias e, assim, mudar radicalmente o seu estado de saúde psicológica. A REBT utiliza o "quadro ABC" - que clarifica a relação entre os acontecimentos activadores (A); as nossas crenças sobre eles (B); e as consequências cognitivas, emocionais ou comportamentais das nossas crenças (C). O modelo ABC também é utilizado em algumas versões da terapia cognitiva ou da terapia cognitivo-comportamental, onde também é aplicado para clarificar o papel das actividades mentais ou predisposições na mediação entre as experiências e as respostas emocionais. A figura abaixo mostra como o quadro

distingue entre os efeitos das crenças racionais sobre acontecimentos negativos, que dão origem a emoções negativas saudáveis, e os efeitos das crenças irracionais sobre acontecimentos negativos, que conduzem a emoções negativas não saudáveis. Para além da estrutura ABC, a REBT também utiliza três ideias principais:

1. Embora os acontecimentos externos tenham uma influência indubitável, a perturbação psicológica é, em grande medida, uma questão de escolha pessoal, no sentido em que os indivíduos selecionam, consciente ou inconscientemente, crenças racionais e crenças irracionais em (B) quando ocorrem acontecimentos negativos em (A).
2. A história passada e as condições de vida actuais afectam fortemente a pessoa, mas não a perturbam por si só; são antes as respostas do indivíduo que a perturbam e, mais uma vez, é uma questão de escolha individual manter ou não as filosofias em (B) que causam perturbação.

3. Modificar as filosofias em (B) requer persistência e trabalho árduo, mas pode ser feito.

O cliente identifica, então, a crença irracional subjacente que causou o problema original e passa a entender por que ela é irracional e por que uma alternativa racional seria preferível. O cliente desafia a sua crença irracional e emprega uma variedade de técnicas cognitivas, comportamentais, emotivas e imagéticas para reforçar a sua convicção numa alternativa racional. (Por exemplo, as imagens emotivas racionais, ou REI, ajudam os clientes a praticar a transformação de emoções negativas pouco saudáveis em emoções saudáveis em (C), enquanto imaginam o acontecimento negativo em (A), como forma de mudar a sua filosofia subjacente em (B); isto destina-se a ajudar os clientes a passarem de uma perceção intelectual sobre quais das suas crenças são racionais e quais são irracionais para um instinto mais forte sobre as mesmas). Identificam os impedimentos ao progresso e superam-nos, e trabalham continuamente para consolidar os seus ganhos e para evitar recaídas.

Os princípios básicos da psicanálise incluem o seguinte:

1. Para além da constituição hereditária da personalidade, o desenvolvimento de uma pessoa é determinado por acontecimentos ocorridos na primeira infância;
2. O comportamento humano, a experiência e a cognição são largamente determinados por impulsos irracionais;
3. Esses impulsos são em grande parte inconscientes;
4. As tentativas de consciencialização dessas pulsões encontram resistência psicológica sob a forma de mecanismos de defesa;
5. Os conflitos entre o material consciente e o inconsciente (reprimido) podem dar origem a perturbações mentais como a neurose, os traços neuróticos, a ansiedade, a depressão, etc;
6. A libertação dos efeitos do material inconsciente é conseguida trazendo esse material para a mente consciente (através, por exemplo, de uma orientação qualificada).

Sob o amplo conceito de psicanálise existem pelo menos 22 orientações teóricas relativas ao desenvolvimento mental humano. As várias abordagens de tratamento chamadas "psicanálise" variam tanto quanto as teorias. O termo também se refere a um método de estudo do desenvolvimento infantil. A psicanálise freudiana refere-se a um tipo específico de tratamento em que o "analisando" (paciente analítico) verbaliza pensamentos, incluindo associações livres, fantasias e sonhos, a partir dos quais o analista induz os conflitos inconscientes que causam os sintomas e problemas de carácter do paciente, e interpreta-os para o paciente de modo a criar uma visão para a resolução dos problemas. O analista confronta e esclarece as defesas patológicas, os desejos e a culpa do paciente. Através da análise dos conflitos, incluindo os que contribuem para a resistência e os que envolvem a transferência para o analista de reacções distorcidas, o tratamento psicanalítico pode colocar a hipótese de como os pacientes são inconscientemente os seus piores inimigos: como as reacções inconscientes e simbólicas que foram estimuladas pela experiência estão a causar sintomas.

A IMPORTÂNCIA DOS TESTES DE INTELIGÊNCIA EMOCIONAL

1) Identificar os jovens dotados de uma inteligência emocional elevada.
2) Identificar crianças muito jovens com uma inteligência emocional inata elevada, para que possamos voltar a testá-las e verificar se as suas famílias e a sua escolaridade prejudicaram as suas competências emocionais. Muitos jovens com elevada inteligência emocional estão a ser educados de forma a corromper os seus talentos naturais e a transformá-los em adultos muito deprimidos ou mesmo em adolescentes suicidas.
3) Identificar as pessoas com baixa inteligência emocional inata e prestar-lhes uma ajuda especial.
4) Saber quais as emoções que estão a sentir e porquê. Perceber as ligações entre os seus sentimentos e o que pensam e falam.
5) Reconhecer como os seus sentimentos afectam o seu desempenho. Capaz de mostrar sentido de humor e perspetiva sobre si próprio.
6) As pessoas tornam-se decisivas, capazes de tomar decisões acertadas apesar das incertezas e pressões. Pensam com clareza e mantêm-se concentradas sob pressão.
7) As pessoas podem então lidar com questões difíceis de forma direta, ouvir bem, procurar a compreensão mútua e aceitar a partilha de informação de forma plena. Fomentar também uma comunicação aberta e manter-se recetivo tanto às más como às boas notícias.

RELAÇÕES DE AGNI, PSIQUE COM VÁRIOS ATRIBUTOS DO CORPO

CORRELAÇÃO ENTRE MANA E SHARIRA

सुखादी उपलब्धि साधनम् मनः तच्च प्रति आत्मनियत्वात् अनन्त परमाणूरूपं च नित्यं च । तर्कसंग्रह

O Dravya responsável pela perceção de Sukha-Dukha e outros Bhavas para Panchabhautik Deha é chamado de Mana. Este Mana habita inevitavelmente e continuamente com o Jivatma no Panchabhautik Deha. Assim, este Mana é Sukshma, Ananta, Parmanurupa (atómico), Nitya (inevitável), Achetana e Kriyashila (potencialmente ativo).

O Samyog de Panchamahabhuta e Jivatma (alma) significa Sharira. Este Panchamahabhuta e Jivatma, estando inevitavelmente presentes em Deha, desempenham as suas respectivas funções de forma independente, bem como por intercorrelação entre si. No entanto, o que induz a execução desta função é apenas Mana.

सत्वात्मा शरीरं च त्रयमेतत्त्रिदण्डवत् । च. सू. १/४६

Acharya Charaka tinha mencionado que Satva significa Mana, Atma (alma) e Sharira (Panchabhautik Deha) juntos são considerados os principais pilares de Purusha.

शरीरं ह्यपि सत्वमनुविधियते, सत्वं च. शरीरम् । च. शा. ४/३६

Também Acharya Charaka, ao explicar sobre Manas Prakruti, afirmou que Panchabhautik Deha significa que Sharira segue Mana e o mesmo Mana segue Sharira.

ते च विकाराः परस्परमनुवर्तमानाः कदाचिदनुबध्नान्ति कामाद्यो ज्वराद्यश्च । च. वि. ६/८

Esta intercorrelação de Sharira e Mana também é vista em relação a alguns Vyadhis. Nalguns Sharirik Vyadhis há a presença de Manas Bhavas e Manas Vikaras ou também se vê que ambos os Sharirik e Mansik Vyadhis se inter-relacionam um com o outro.

O Hetu ou Nidana que afecta os Doshas Sharira e Manas são três e são iguais.

तत्र खल्वेषां व्दयानांमपि दोषाणां त्रिविधं प्रकोपणं; तद्यथा- असात्म्येन्द्रियार्थसंयोगः, प्रज्ञापराधः

परिणामश्चेति । च.वि. ६/६

A Ayurveda tem como objetivo Swasthyarakshana e Vikaraprashamana. Neste processo, juntamente com o Panchabhautik Deha e o Atma, o Mana tem igual importância, apesar de o tipo de Vyadhi ser Sharirik ou Mansik. Este Mana, na altura de Garbhawastha (fase de desenvolvimento embrionário), entra em contacto com Beeja e entra no recém-formado Panchabhautik Deha, permanecendo inevitável e continuamente nele até à existência da vida. Entretanto, este Mana actua como mediador e coordenador entre Panchabhautik Deha e Chetana Yukta Atma (alma). Para que este Nitya, Sukshma Mana actue ao nível de Sthula (macroscópico) Deha, é necessário um meio através do qual Mana possa realizar os seus Karyas regulares. Esse meio para Mana nada mais é do que o Rasa Dhatu.

CORELAÇÃO ENTRE MANA E RASA DHATU

....तैरेव च स्पर्शं सुखमसुखं वा गृह्णिते ॥ सु.शा.९/१०

तैरेव मनोऽनुगतैः सुखासुखरूपं कर्मात्मा गृह्णिते । ताः सर्वाङ्गगताः स्पर्शग्रहणायाधिकृतत्वात्

तद्गतं मनोऽपि सर्वाङ्गस्त्रोतोगतमेव.... डल्हण

Mana realiza os seus Karyas necessários ao nível de Sthula e Panchabhautik Deha macroscópico através de Rasa Dhatu como um meio. Isto é explicado por Acharya Sushruta que os Dhamnis localizados na camada de Twacha (pele) e abaixo dela transmitem o Sukha, Dukhadi Bhavas através do Rasa Dhatu que flui através dela. Estes são chamados de Rasavahi Dhamnis. Em suma, este Rasavahi Dhamnis, juntamente com o Rasa Dhatu, transporta consigo algum Manas Bhava. O estímulo ou mudança do ambiente externo é convertido e percepcionado como Manas Bhava por Bhrajaka Pitta, que é posteriormente transportado por Rasa Dhatu. Estes Rasavahi Dhamnis de todas as diferentes partes de todo o Sharira transportam Manas Bhava juntamente com o Rasa Dhatu. Assim, todo este Panchabhautik Sharira torna-se Strotas para Mana executar os seus Bhavas e Karmas. Assim, este Sharira actua como um Manovaha Strotas para Mana.

रसवाहिनि दूष्यन्ति चिन्त्यानां चातिचिंतनात् ॥ च.वि.५/१३

O Dushti Hetu dos Rasavaha Strotas também é Manas Bhava e significa apenas Atichinta (pensamento excessivo).

रसश्चौज संख्यात: च.वि.४/७

Na Ayurveda, o Rasa é também designado por Oja. Isto significa que, tal como existe uma relação entre Sharira e Mana, em que Rasa actua como coordenador, também existe uma correlação entre Mana e Oja.

बिभेति दुर्बलोऽभीक्ष्णं ध्यायति व्यथितेन्द्रियं: । दुश्छायो दुर्मना रुक्ष: क्षामश्चौजोक्षयलक्षणम् ॥

च.सू.१७/७३

Acharya Charaka tinha mencionado a presença de Manas Bhavas ao explicar o Oja Kshaya Lakshana.

Bibheti:-

O indivíduo que tem Oja Kshaya perde Bala de ambos os tipos, o que significa Sharirik e Mansik, o que acaba por provocar muito medo e sentimentos depressivos.

Durbala:-

Oja Kshaya reflecte a perda de Sharirik e Mansik Bala e o indivíduo torna-se Durbala.

Abhikshna dhyayati:-

Significa pensamento excessivo sobre qualquer coisa, significa Atichinta. Chinta é um Manas Bhava. Devido à perda de Oja de Sharira, há perda de Dhruti de Mana, levando ao excesso de Chinta.

Vyathitendriya:-

Significa Vyathitawastha dos Indriyas. Significa que, devido a Oja Kshaya, a firmeza dos Indriyas é afetada e que os Indriyas são incapazes de desempenhar corretamente as suas respectivas funções. Em última análise, isso leva a Vyathitawastha ou instabilidade dos Indriyas.

Dushchayo:-

Devido a Oja Kshaya Purusha perde o seu brilho, a sua tez.

Durmana:-

Oja Kshaya também é responsável pelo Daurbalya de Mana. Isto causa inadequação no Dharana de Manovega que, em última análise, leva à deficiência no Dharana de Indriyartha por Mana resultando em Heena-Mithyadi Yoga significa Asatmyendriyartha Samyog.

Ruksha:-

Oja é um Dravya sincronizado com as caraterísticas semelhantes às de Kapha Dosha. Assim, Oja Kshaya causa a perda de Snigdha Guna de Sharira, resultando em Rukshata de Sharira.

AGNI E CORRELAÇÃO DOSHA-DHATU

Vata-Pitta-Kapha, estes três Doshas do Sharira que residem no Sharira são os três princípios de ação vital e são responsáveis por todos os Kriyas (funcionamento fisiológico) dentro do Sharira. Estes Doshas reflectem a sua presença influenciando os seus efeitos sobre o Sharira. Dependendo da força dos Doshas Vata-Pitta-Kapha, o Jatharagni também se divide em quatro estados possíveis, a saber

1. Samagni
2. Vishamagni
3. Tikshnagni
4. Mandagni

Os Manas Bhavas são desenvolvidos principalmente devido à força dos três Mahagunas de Mana, ou seja

1. Satva
2. Raja

3. Tama

Para um funcionamento fisiológico correto do Sharira, os Vatadi Sharira Doshas e os Satvadi Manas Gunas devem andar de mãos dadas. A inter-relação dos Sharira Doshas e dos Manas Gunas mostra uma relação efectiva entre o Sharira e o Mana.

Em suma, prova a relação entre os Doshas, Dhatus e o Jatharagni, originado principalmente pela força dos Sharira Doshas. Além disso, este Jatharagni, através do seu Karma, mostra também Sharirik e Mansik Lakshanas.

CORRELAÇÃO ENTRE MANA E DOSHA

पवनः..... रजोगुणमयः

पित्तं....... सत्वगुणोत्तरम्

कफ़ः........तमोगुणाधिकः । शा.पू. ख.५/४४, ४७, ५२

O Sharira Dosha Vata-Pitta-Kapha e o Manas Guna Satva-Raja-Tama, estando inter-relacionados entre si, reflectem os seus respectivos efeitos.

O Sharira Dosha Vata é Rajogunatmaka, o Pitta Dosha é Satvagunatmaka e o Kapha Dosha é Tamogunadhikya.

नियन्ता प्रणेता च मनसः । च.सू.१२/८

Acharya Charaka, ao explicar os diferentes Karyas de Vata Doshas, mencionou que este Vata Dosha é responsável por manter o controlo sobre o Mana.

उरःकण्ठोचरो बुध्दिहृद्येन्द्रियचित्तधृक् । अ.हृ.सू.१२/४५

Prana Vayu faz o Dharana de Mana e Budhi. Para a manutenção regular da perceção do conhecimento, é necessário haver controlo sobre Mana, Atma, Indriya e Budhi, que é regulado por Prana Vayu.

वाक्प्रवृत्तीप्रयत्नोर्जाबलवर्णस्मृतिक्रियः । अ.हृ.सू.१२/६

Udana Vayu exprime o conhecimento previamente armazenado com a ajuda de Smruti.

रसस्तु हृदयं याति समानमरुतेरितः । शा.पू.खं.६/१३

Todos os factores essenciais para Poshana de Indriya, Mana, Budhi são absorvidos de Ahara e são propagados para Hridaya através de Rasa Dhatu apenas com a ajuda de Samana Vayu.

Apana Vayu controla e regula o Shukra Dhatu que conduz a Oja Vrudhi. Oja Vrudhi é o único responsável pelo Upbrumhana de Deha e Budhi.

प्रभा प्रसादो मेधा च पित्तकर्माऽविकारजम् । च.सू.१८/५७

प्रसादः मनः प्रसादः । चक्रपाणि

Prakruta Karma de Pitta Dosha, conforme explicado pelo Acharya Charaka, envolve o Lakshana-Prasad relacionado com Manas. O Acharya Chakrapani tinha elaborado o significado de Prasad, que significa alegria de Mana. Isto, por sua vez, reflecte a correlação entre Sharira Dosha Pitta e Mana.

बुध्दिमेधाभिमानाद्यैरभिप्रेतार्थसाधनात् साधकं हृदगत् पित्तम् ॥ अ.हृ.सू.१२/१४

Sadhaka Pitta, um dos cinco tipos de Pitta, sendo Teja Mahabuta Pradhana, reside em Hridaya e carrega Upbrumhana de Budhi e Medha.

प्राकृतस्तु बलं श्लेष्मा ......स चैवौजः स्मृतः ..... ॥ च.सू.१७/११७

Prakrut Kapha Dosha também é chamado de Oja, que significa o Prakrut Bala de Sharira.

क्षमा धृतिरलोभश्च कफ़कर्माविकारजम् । च.सू.१८/५४

स्थैर्यस्नेहसंधिबंधवृषता–क्षमा–धी–धृति–बलालौल्यदिभिः श्लेष्मा । अ.सं.सू.१९/२

Prakrut Karma de Kapha Dosha também envolve Manas Bhava tais como - Kshama que significa Karunyata (misericórdia), Dhruti significa a capacidade de controlar Mana, Alobha significa desprovido de ganância, tudo isto reflecte, em última análise, o soberbo controlo sobre Mana.

शिरःस्थः स्नेहसंतर्पणाधिकृतत्वाद् इंद्रियाणाम् आत्मवीर्येण अनुग्रहं करोति । सु.सू.२१/१४

स्नेहनः स्नेहदानेन समस्तेन्द्रियतर्पणः । भा.प्र.३/१३२

Tarpaka Kapha, um dos cinco tipos de Kapha Dosha, também executa o Snehana, Tarpana, Poshana de Indriyadhishtana, ou seja, todos os centros de controlo de todos os Indriyas que estão localizados em Shira (cabeça).

कामशोकभयाद्वायुः, क्रोधात्पित्तं, त्रयो मलाः । च.चि.३/११५

Acharya Charaka também mencionou que o Kama (desejo), Shoka (depressividade), Bhaya (medo), todos estes Manas Bhavas são desenvolvidos devido ao Vata Dosha, enquanto o Manas Bhava Krodha (raiva, fúria) é desenvolvido pelo Pitta Dosha.

Desta forma, existe uma correlação entre Sharira Dosha e Mana. Este Sharira Doshas reflecte a sua presença em Mana, desenvolvendo diferentes Manas Bhavas nela. O local dos Sharira Doshas é todo o Sharira e a extensão dos respectivos Strotas de Dosha também é todo o Sharira. O Mana, juntamente com os Sharira Doshas, habita e propaga-se por todo o Sharira através destes canais chamados Strotas. Assim, Acharya Chakrapani diz no seu comentário que todo o Sharira actua como um Strotas para Mana e, portanto, o Manovaha Strotas. Assim, isto mostra a relação entre Vatadi Sharira Doshas e Kama, Shokadi Manas Bhavas.

CORRELAÇÃO ENTRE MANA E DHATU

धारणात् धातवः सु.सू.१४/२०

Os Dhatus de Sharira são definidos como Dravyas que executam o Dharana de Panchabhautik Deha. Todos os Dhatus, por si só, exploram a função de Dharana e Poshana de Deha Upadan Dravyas.

Estes Dhatus também elaboram a presença de Mana neles. Portanto, os Dhatus também devem executar a função de Dharana de Mana. Isso mostra a intercorrelação entre o Dhatu e Mana.

Os contextos ayurvédicos revelam a presença de Mana e Manas Bhavas no Prakrut, Vishudhatara-awastha de Dhatus significa Sarata de Dhatus e também no Vrudhi- Kshaya ou Vikrutawastha de Dhatus.

Dhatu Sara Lakshana:-

Twakasara:- Sukha (felicidade), Aishwarya (forte), Arogya (Saúde), Harsha (Alegria).

Raktasara:- Manasvitama (Magnanimidade)

Mamsasara:- Kshama (Tolerância), Dhruti (Restrição), Aloulya (Falta de ganância), Sukha (Felicidade), Arjava (Simplicidade), Arogya (Saúde).

Medasara:- Aishwarya (Forte), Arjava (Simplicidade), Pradanani (Caridade).

Asthisara:- Mahotsaha (Entusiasta), Kriyavanta (alerta e ativo), Kleshsahatva (duradouro).

Majjasara:- Vidyavanta (Dotado de conhecimento).

Shukrasara:- Sukha (Felicidade), Stripriya (apreciada pelas mulheres para se divertirem).

Satvasara: - Smrutivanta (Dotado de boa memória), Bhaktivanta (Natureza devota), Krutadnyata

(Agradecido), Pavitra (Puro), Mahotsaha (Entusiasta), Dhirvrutti e Gambhirbudhi (Intelecto bem dirigido e aguçado), Kalyanabhiniveshi (Envolvido em actos virtuosos).

Dhatu Vrudhi-Kshaya Lakshana:-

Rasavrudhi:- Alasya (aborrecido, preguiçoso), Atinidrata (sonolento).

Rasakshaya:- Shrama (Cansaço), Glani (Sonolência).

Raktavrudhi:- Sammoha (desmaio).

Mamsakshaya:- Glani (sonolência).

Medavrudhi:- Shrama (Cansaço).

Shukravrudhi:- Atistrikamta (Apaixonado por mulheres).

Shukrakshaya:-Klaibya (Impotência),
Daurbalya (fraqueza física e psicológica).

Dhatujanya vikara:-

Rasapradoshaja:- Annadvesha (Perda do desejo de comer),
Tandra (Sonolência), Klaibya (Impotência).

Majjapradoshaja:- Murcha (Desmaio).

Shukrapradoshaja:- Klaibya (Impotência), Aharshana
(Sensação de depressão devido à não ereção do pénis)

Este conjunto reflecte a relação entre Dhatus e Mana.

CORRELAÇÃO ENTRE JATHARAGNI E MANAS BHAVA

O fogo inflamado, a luz, o calor e outras formas de Agni, como se vê no ambiente externo, a forma semelhante de Agni também está presente dentro de Sharira. Para a criação, crescimento, desenvolvimento e proteção de Panchabhautik Deha, que depende do Ahara constitucional semelhante, é necessário convertê-lo numa forma aceitável e absorvível, o que significa Sharira Satmya Swaroopa. Esta conversão só é possível com a ajuda de Agni Sanskar sobre ele. Isto é feito por Jatharagni. Este Jatharagni, estando localizado na região de Grahani dentro de Sharira, é muito Sukshma, forma invisível e a sua presença é conhecida pelos Karyas feitos por ele. Também o Rakta, Mutra, Sveda e outros constituintes com Ushna, Tikshna Guna dentro de Sharira mostra a existência de Agni dentro de Sharira.

अग्निरेव शरीरे पित्तान्तर्गतः कुपिताकुपितः शुभाशुभानि करोति । तद्यथा पक्तिमपक्तिं दर्शनमदर्शनं

मात्रामात्रत्वमूष्मणः प्रकृतिविकृतिवर्णौ शौर्यं भयं क्रोधं हर्षं मोहं प्रसादं इत्येवमादीनि चापराणि

व्दंव्दानि इति । च.सु.१२/११

O Jatharagni dentro de Sharira habita junto com Pitta. Este Jatharagni, juntamente com Pitta, é responsável pela produção de efeitos físicos e psicológicos, saudáveis ou não, em estados viciados ou não viciados, respetivamente. O Jatharagni, em conjunto com Pitta, desempenha funções físicas como Pachana (digestão) - Apachana (indigestão), Darshana (visão) - Adarshana (perturbação da visão), Matravata Ushma (regulação do calor) - Amatravata Ushma (hipotermia), Prakrut Varna (tez normal) - Vikrut Varna (hiper ou hipopigmentação). Além disso, este Jatharagni, juntamente com os Sharirik Karyas acima referidos, executa alguns Mansik Karmas, tais como - Shourya (bravura) - Bhaya (medo), Krodha (raiva) - Harsha (alegria), Moha (confusão) - Prasad (alegria espiritual), Sukha (prazer) - Dukha (tristeza) e muitos outros duplos.

Acharya Sushruta também mencionou os cinco tipos de Pitta e reconheceu-os dando-lhes os respectivos nomes de Agni.

1. Ranjaka Pitta - Ranjakagni
2. Sadhaka Pitta - Sadhakagni
3. Alochaka Pitta - Alochakagni
4. Bhrajaka Pitta - Bhrajakagni
5. Pachaka Pitta - Pachakagni

पञ्चभूतात्मकत्वेपि यतैजसगुणोदयात् । त्यक्तद्रवत्वं पाकादिकर्मणाऽनलशब्दितम् ॥ अ.हृ.सू.१२/११

O Pitta, sendo basicamente Drava (líquido), perde a sua liquidez, Somaguna e, em seguida, pelo Ushma (calor) produzido por ele, é chamado de Jatharagni, que desempenha as funções acima mencionadas.

अग्निषु तु शारीरेषु चतुर्विधो विशेषो बलभेदेन भवति । तद्यथा- तीक्ष्णो, मन्दः , समो, विषमश्चेति ।

च.वि.६/१२

Os Sharira Doshas têm um impacto sobre o Jatharagni, devido ao qual o Jatharagni é diferenciado em quatro tipos diferentes. Os quatro tipos diferentes de Jatharagni de acordo com a força dos Doshas são - Vishamagni (devido a Vata), Tikshnagni (devido a Pitta), Mandagni (devido a Kapha) e Samagni devido a Doshas equilibrados. Também se vê rotineiramente que, de acordo com as emoções, há um impacto sobre a digestão. Numa situação de raiva, há um aumento dos movimentos intestinais, intestinos soltos, regurgitação de alimentos e ácidos; na tristeza, autocomiseração, depressão, baixa autoestima, há movimentos intestinais muito fracos, falta de apetite uniforme; no amor, paz, compaixão, satisfação, há uma mastigação correta dos alimentos, secreção uniforme dos sucos digestivos, digestão adequada, assimilação dos alimentos, movimentos intestinais satisfatórios; no medo, há uma secreção irregular dos sucos digestivos e, por conseguinte, uma digestão inadequada.

Assim, estes quatro tipos de Jatharagni, de acordo com a sua força de Doshas, reflectem Sharirik e Mansik Lakshanas. Este Jatharagni é também responsável pelos duplos Sukha (prazer), Dukha (tristeza), Iccha (desejo), Dvesha (indesejado, ódio). Resumindo, todos os Manas Bhavas estão inter-relacionados com o Jatharagni.

AGNI, PSIQUE, MANAS BHAVA: UMA VISÃO GERAL

1) Após a revisão literária do Jatharagni e do Manas Bhava desenvolvido no Mana, pode concluir-se que o Jatharagni e o Mana têm uma correlação entre si. As funções de Jatharagni incluem a formação de caraterísticas físicas, bem como diferentes Manas Bhava (emoções) como traços psicológicos.
2) Após a tabulação e apresentação dos dados que foram recolhidos para estudo, o investigador conclui que existe uma inter-correlação entre os diferentes tipos de Jatharagni de acordo com Doshabheda e os vários Manas Bhava desenvolvidos devido à predominância de três Gunas principais de Mana (Satva, Raja e Tama).
3) Pode postular-se que o samagni está estreitamente associado ao domínio da Satva Guna; o Vishamagni ao domínio da Rajas Guna e o Tikshnagni novamente à Satva Guna Pradhana, enquanto o Mandagni está associado ao domínio da Tamas Guna, de acordo com os clássicos da Ayurveda.
4) De tudo o que precede, pode dizer-se que se deve tentar manter um estado normal adequado de Jatharagni, de modo a manter a boa saúde, a longevidade e o bem-estar espiritual na vida agitada dos nossos dias.
5) Também é altamente recomendável estudar o efeito de várias ervas ayurvédicas da variedade Dipana, Pachana; medicamentos Rasayana e também práticas de Yoga e Pranayama para quem deseja alcançar a saúde completa, apesar dos seus hábitos alimentares adulterados.
6) No entanto, o estudo é efectuado pelo autor com um pequeno número de dados e com a incorporação dos seus esforços honestos para apresentar a conclusão. Este facto pode, obviamente, convidar à realização de mais trabalhos deste tipo em grande escala.

BIBLIOGRAFIA

Charak Samhita I e II com comentário de Chakrapani
Sushrut Samhita I e II com comentário de Dalhana
Ashtanga Samgraha
Ashtanag Hridayam com comentário de Hemdari
Sharangdhara Samhita
Kashyap Samhita
Shabdakalpadruma
Vaidyak Shabda Sindhu
Purusha Vichay
Manas Rog Vigyana
Prakrit Agni Vigyana
Shrimad Bhagvadgita
Livro de texto de fisiologia médica
Dicionário Médico de Taber
https://en.wikipedia.org/wiki/Emotional inteligência
https://en.wikipedia.org/wiki/Rational terapia comportamental **emotiva**
albertellis.**org/rebt-cbt-therapy**

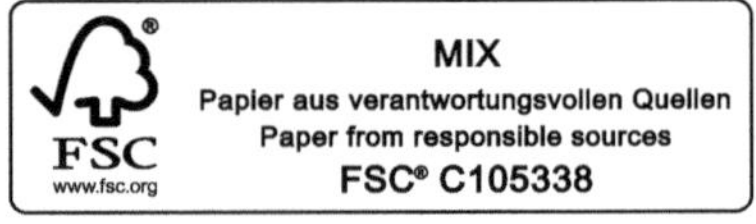

Printed by Books on Demand GmbH, Norderstedt / Germany